essentials

Essentials liefern aktuelles Wissen in konzentrierter Form. Die Essenz dessen, worauf es als „State-of-the-Art" in der gegenwärtigen Fachdiskussion oder in der Praxis ankommt. *Essentials* informieren schnell, unkompliziert und verständlich

- als Einführung in ein aktuelles Thema aus Ihrem Fachgebiet
- als Einstieg in ein für Sie noch unbekanntes Themenfeld
- als Einblick, um zum Thema mitreden zu können

Die Bücher in elektronischer und gedruckter Form bringen das Fachwissen von Springerautor*innen kompakt zur Darstellung. Sie sind besonders für die Nutzung als eBook auf Tablet-PCs, eBook-Readern und Smartphones geeignet. *Essentials* sind Wissensbausteine aus den Wirtschafts-, Sozial- und Geisteswissenschaften, aus Technik und Naturwissenschaften sowie aus Medizin, Psychologie und Gesundheitsberufen. Von renommierten Autor*innen aller Springer-Verlagsmarken.

Alexander C. Rokohl • Jörg Schmidt •
Ludwig M. Heindl

Augenprothetik

Rehabilitation, Komplikationen und psychosoziale Aspekte

Springer

Alexander C. Rokohl
Medizinisches Zentrum für Augenprothetik
Köln, Deutschland

Jörg Schmidt
Medizinisches Zentrum für Augenprothetik
Köln, Deutschland

Ludwig M. Heindl
Medizinisches Zentrum für Augenprothetik
Köln, Deutschland

ISSN 2197-6708 ISSN 2197-6716 (electronic)
essentials
ISBN 978-3-662-72980-9 ISBN 978-3-662-72981-6 (eBook)
https://doi.org/10.1007/978-3-662-72981-6

Die Deutsche Nationalbibliothek verzeichnet diese Publikation in der Deutschen Nationalbibliografie; detaillierte bibliografische Daten sind im Internet über https://portal.dnb.de abrufbar.

Springer ist ein Imprint der eingetragenen Gesellschaft Springer-Verlag GmbH, DE und ist ein Teil von Springer Nature.
Die Anschrift der Gesellschaft ist: Heidelberger Platz 3, 14197 Berlin, Germany

Was Sie in diesem *essential* finden können

- Ursachen des Augenverlustes sowie aktuelle chirurgische Verfahren wie Enukleation, Eviszeration und Exenteration.
- Materialien, Herstellungstechniken und Anpassungsverfahren moderner Augenprothesen aus PMMA und Kryolithglas.
- Evidenzbasierte Empfehlungen zu Pflege, Nachsorge und dem Umgang mit Komplikationen des anophthalmischen Sockets.
- Psychosoziale Aspekte des Augenverlustes und die Bedeutung einer interdisziplinären Versorgung.

Interessenskonflikt Die Autor*innen haben keine relevanten Interessenskonflikte im Zusammenhang mit dieser Publikation.

Inhaltsverzeichnis

Einleitung 1

Der Bereich der Augenprothetik hat mit der Einführung von Polymethylmethacrylat-(PMMA-) Augenprothesen vor rund 75 Jahren einen grundlegenden Wandel erfahren. Bis in das frühe 20. Jahrhundert hinein war Kryolithglas das am weitesten verbreitete Material; Deutschland fungierte dabei als internationales Zentrum der Herstellung. Mit Beginn des Zweiten Weltkriegs wurde die Verfügbarkeit von Kryolithglas aus deutscher Produktion jedoch für große Teile der Welt eingeschränkt, sodass sich insbesondere in den USA PMMA als alternatives Material etablierte.

Seither bestehen beide Versorgungswege – Kryolithglas und PMMA – parallel. Ziel dieses Buches ist es, beide Ansätze darzustellen, ohne eine pauschale Bewertung ihrer Überlegenheit vorzunehmen. Der Materialwechsel trug zudem wesentlich dazu bei, die Augenprothetik auf eine stärker medizinisch-technische Grundlage zu stellen: Neue Herstellungsverfahren, Bearbeitungstechniken und Anpassungsstrategien wurden entwickelt und standardisiert. Dennoch orientiert sich die Disziplin erst seit vergleichsweise kurzer Zeit konsequent an den Prinzipien der evidenzbasierten Medizin und beginnt, sich als eigenständige Forschungsdomäne zu etablieren. Die wissenschaftliche Literatur zur Augenprothetik war bis zum Beginn des 21. Jahrhunderts auffallend begrenzt, ist seither jedoch deutlich gewachsen.

Traditionell lag der wissenschaftliche Fokus vor allem auf chirurgischen Verfahren der Augenentfernung, der Entwicklung orbitaler Implantate sowie auf Fragestellungen im Bereich der Kontaktlinsen. Viele heute verbreitete Annahmen

Ergänzende Information Das Literaturverzeichnis ist nicht im Buch abgedruckt und steht stattdessen als Download zur Verfügung. Sie können es über den folgenden Link aufrufen. [https://doi.org/10.1007/978-3-662-72981-6_1].

A. C. Rokohl et al., *Augenprothetik*, essentials,
https://doi.org/10.1007/978-3-662-72981-6_1

zur Oberfläche des anophthalmischen Sockets basieren jedoch überwiegend auf Langzeiterfahrungen, subjektiven Beobachtungen und Erkenntnissen aus der Kontaktlinsenforschung, die häufig ohne systematische Untersuchung auf Augenprothesenträgerinnen und -träger übertragen wurden. Zwar bestehen funktionelle Parallelen zwischen Kontaktlinsen und Augenprothesen – etwa hinsichtlich des Kontakts zur Konjunktiva, der Lidkinematik, der Ablagerungsbildung und der Interaktion mit okulären Sekreten. Dennoch unterscheiden sich beide Systeme grundlegend. Augenprothesen werden im anophthalmischen Socket und nicht auf einem intakten Bulbus getragen und unterliegen somit anderen anatomischen und physiologischen Bedingungen.

Bis vor Kurzem erfolgten Herstellung und Anpassung von Augenprothesen in Europa weitgehend außerhalb des zentralen ophthalmologischen Diskurses und waren primär durch empirische Praxis sowie die Erfahrung einzelner Ocularisten geprägt.

Die Augenentfernung wurde lange Zeit von Chirurginnen und Chirurgen als Endpunkt der Behandlung betrachtet, während die anschließende Versorgung an nichtärztliche Strukturen delegiert wurde. Zunehmend setzt sich jedoch die Auffassung durch, dass der Verlust eines Auges nicht das Ende, sondern den Beginn einer neuen Behandlungsphase darstellt. Diese erfordert die enge Zusammenarbeit eines multiprofessionellen Teams, bestehend aus ophthalmoplastischen Chirurgen, Ophthalmologen, Ocularisten, Optikern, Optometristen sowie psychologischen Fachkräften. Ocularisten nehmen hierbei eine zentrale Rolle ein, da sie häufig den intensivsten und regelmäßigsten Kontakt zu den Patientinnen und Patienten haben. Eine strukturierte interdisziplinäre Kommunikation ist daher essenziell.

Die Augenprothetik im weiteren Sinne umfasst neben Augenprothesen auch Bulbus- und Skleralschalen, prothetische (farbige) Kontaktlinsen sowie Epithesen. In der praktischen Versorgung zeigt sich jedoch eine klare Arbeitsteilung: Ocularisten fertigen und passen Augenprothesen und Bulbusschalen an, Optiker und Optometristen übernehmen die Versorgung mit prothetischen Kontaktlinsen, während Anaplastologen Epithesen herstellen und anpassen.

Diese interdisziplinäre Struktur ist teilweise eine Folge der Einführung von PMMA-Prothesen. Parallel zur Neubewertung der prothetischen Versorgung durch die Augenheilkunde befindet sich auch das Fachgebiet selbst im Wandel: Höhere Ausbildungs- und Qualifikationsstandards werden etabliert, eine stärkere wissenschaftliche Fundierung zeichnet sich ab und die globale Forschungstätigkeit nimmt sichtbar zu.

Aktuelle Arbeiten aus den Bereichen Ocularistik, ophthalmoplastische Chirurgie, Ophthalmologie, Optik, Optometrie sowie Psychologie tragen zunehmend dazu bei, bestehende Wissenslücken im Sinne der evidenzbasierten Medizin zu schließen. Das vorliegende Buch versteht sich als Ausdruck dieses Wandels und bündelt grundlegendes sowie praxisrelevantes Wissen im Bereich der Augenprothetik.

2 Geschichte der Augenprothetik

2.1 Frühe Zeugnisse und kulturelle Kontexte

Die Geschichte der Augenprothetik reicht vermutlich bis in die Antike zurück. Frühe Hinweise finden sich jedoch weniger in medizinischen Beschreibungen als vielmehr in religiösen und kulturellen Kontexten. Ein prominentes Beispiel ist das altägyptische „Auge des Horus“ (Wedjat), das als Symbol für Heilung und Schutz interpretiert wird [1]. Für die historische Einordnung ist dabei entscheidend, dass solche Darstellungen keine prothetische Versorgung im heutigen Sinne belegen, sondern vielmehr die frühe Vorstellung eines ersetzten oder rekonstruierten Auges widerspiegeln.

Archäologisch greifbarer ist ein Fund aus Shahr-i Sokhte im heutigen Iran, datiert auf etwa 2900–2800 v. Chr. Dabei handelt es sich um eine vermutlich aus Bitumen gefertigte, goldbeschichtete Augenimitation mit Befestigungsmerkmalen. Diese Konstruktion entspricht eher einer extern getragenen Abdeckung als einer intraorbitalen Prothese. Weitere frühe „Kunstaugen“ sind aus verschiedenen Kulturen bekannt, beispielsweise als Grabbeigaben oder Statueneinlagen aus Materialien wie Bergkristall, Calcit, Metall oder Glas. Ob diese tatsächlich von lebenden Menschen getragen wurden, lässt sich jedoch nicht sicher belegen. Für die Antike und Spätantike erscheinen vielmehr außen getragene Formen, die mittels Bänder fixiert wurden, plausibel. Eine kontinuierliche Entwicklungslinie über die folgenden Jahrhunderte ist jedoch nur fragmentarisch nachvollziehbar.

A. C. Rokohl et al., *Augenprothetik*, essentials,
https://doi.org/10.1007/978-3-662-72981-6_2

2.2 Von externen Kunstaugen zu intraorbitalen Prothesen

In der frühen Neuzeit wird die Augenprothetik erstmals klarer fassbar. Im 16. Jahrhundert beschrieb Ambroise Paré sowohl den externen Augenersatz als auch frühe Formen intraorbitaler Prothesen („Hypoblepharae"), die meist aus Edelmetallen oder Porzellan gefertigt und farblich angepasst wurden [2]. Parallel dazu entwickelte sich die Ophthalmologie weiter, wodurch chirurgische Eingriffe wie Enukleation und Eviszeration präziser beschrieben wurden und damit indirekt den Bedarf an prothetischer Versorgung erhöhten.

Ab dem späten 16. Jahrhundert etablierte sich Glas als bevorzugtes Material für intraorbital getragene Prothesen. Venezianische Glasbläser, insbesondere auf Murano, verbesserten sowohl die Form als auch die ästhetische Qualität dieser Prothesen. Die Herstellung war lange Zeit durch handwerkliche Geheimhaltung geprägt [3]. Im 18. und frühen 19. Jahrhundert verlagerte sich das Zentrum der Produktion zunehmend nach Deutschland, begünstigt durch die dortige Glasbläsertradition. Glas galt in dieser Phase als Material der Wahl und wurde auch in frühen Fachtexten entsprechend beschrieben.

2.3 Industrialisierung und technische Innovationen im 19. Jahrhundert

Im 19. Jahrhundert professionalisierte sich die Augenprothetik deutlich. Die Versorgung entwickelte sich von standardisierten, vorgefertigten Produkten hin zu individuell angepassten Lösungen. Spezialisierte Hersteller etablierten sich und in Deutschland entstanden leistungsfähige Zentren der Augenprothetik.

Material- und Designinnovationen führten zu einer Verbesserung von Tragekomfort und Funktion. Dazu gehörten unter anderem widerstandsfähigere Glasarten wie Kryolithglas sowie neue Prothesendesigns, etwa das sogenannte Reformauge, das durch optimierte Formgebung einen besseren Volumenausgleich bei relative leichtem Gewicht ermöglichte.

Parallel dazu beeinflussten Fortschritte in der Chirurgie die prothetische Versorgung. Mit der Einführung orbitaler Implantate wurde das Ziel verfolgt, sowohl das Volumen als auch die Motilität zu verbessern. Ein klassisches Beispiel ist die Implantation einer Glassphäre in die Sklerahülle nach Eviszeration [4]. Bereits in dieser Phase wird deutlich, dass die Entwicklung der Augenprothetik stets im

Zusammenspiel von Material, chirurgischer Technik und anatomischen Gegebenheiten erfolgt.

2.4 Umbruch im 20. Jahrhundert: Glas vs. PMMA

Ein grundlegender Wandel vollzog sich im 20. Jahrhundert mit der Einführung von Polymethylmethacrylat (PMMA) als industriell herstellbarem Werkstoff. Seit den 1930er-Jahren wurde PMMA unter verschiedenen Handelsnamen entwickelt und zunächst vor allem in der Zahnmedizin eingesetzt [5, 6].

Der entscheidende Impuls für die Nutzung in der Augenprothetik war die eingeschränkte Verfügbarkeit deutscher Glasprothesen zu Beginn des Zweiten Weltkriegs. In mehreren Ländern, insbesondere im Vereinigten Königreich und in den USA, wurden daraufhin systematisch PMMA-basierte Prothesen entwickelt und eingesetzt.

PMMA bot gegenüber Glas wesentliche Vorteile, insbesondere eine höhere Bruchfestigkeit und größere Möglichkeiten der individuellen Anpassung, beispielsweise durch Abdrucktechniken. Glasprothesen blieben dagegen stärker durch handwerkliche Fertigung geprägt. Spätere Entwicklungen versuchten, die Motilität durch gekoppelte Implantatsysteme zu verbessern, verloren jedoch aufgrund erhöhter Komplikationsraten wieder an Bedeutung [7].

Mit der Einführung von PMMA veränderten sich auch berufliche Strukturen. In einigen Ländern übernahmen Berufsgruppen mit zahntechnischem Hintergrund eine stärkere Rolle in der Prothesenherstellung. Gleichzeitig entwickelten sich unterschiedliche Ausbildungs- und Versorgungsmodelle. Entscheidend ist jedoch weniger die Zugehörigkeit zu bestimmten „Schulen“, sondern die jeweilige Versorgungsstruktur, die stark vom Gesundheitssystem abhängt. Die interdisziplinäre Zusammenarbeit wird heute zunehmend als Standard angesehen.

2.5 Kontaktlinsen und Skleralschalen

Die Entwicklung der Kontaktlinsen ist eng mit der Augenprothetik verknüpft. Bereits im späten 19. Jahrhundert wurden Glasschalen als Schutz- und Tragehilfen eingesetzt. Daraus entwickelten sich Sklerallinsen, die zunächst ebenfalls aus Glas gefertigt wurden [8, 9].

Erst mit der Einführung von PMMA konnten viele dieser Konzepte technisch und praktisch umgesetzt werden. Das Material ermöglichte eine breitere Anwendung sowohl in der Augenprothetik als auch in der Kontaktlinsenversorgung und stellt damit einen zentralen Meilenstein in beiden Bereichen dar.

Epidemiologie und Ätiologie des Augenverlustes

3

Zur Größe der anophthalmischen Bevölkerung liegen international nur wenige belastbare Daten vor. Eine neuseeländische Studie aus dem Jahr 2012 schätzte die Zahl der Augenprothesenträgerinnen und -träger auf etwa 3000 Personen [10]. Eine einfache Hochrechnung anhand der Bevölkerungsgröße ergäbe für Deutschland rund 56.000 und für die Vereinigten Staaten etwa 220.000 Betroffene [10]. Auf Grundlage von Daten aus den USA und Deutschland wurde zudem geschätzt, dass weltweit über fünf Millionen Menschen PMMA-Augenprothesen tragen und etwa 60.000 Personen Glasprothesen verwenden [10].

Diese Zahlen sind als grobe Annäherungen zu verstehen und ersetzen keine systematische epidemiologische Datenerhebung. Während Vergleiche zwischen Industrieländern aufgrund ähnlicher sozioökonomischer Rahmenbedingungen grundsätzlich plausibel erscheinen, sind Extrapolationen auf Schwellen- und Entwicklungsländer aufgrund unterschiedlicher Demografie, Krankheitslast und Versorgungsstrukturen mit erheblicher Unsicherheit behaftet [10].

3.1 Häufige Ursachen und regionale Unterschiede

Traumata stellen weltweit die häufigste Ursache für den Verlust eines Auges dar [11–18], wobei der relative Anteil regional variiert. In einer zehnjährigen klinisch-pathologischen Studie aus Deutschland lag der Anteil traumabedingter Enukleationen bei 37 % [12]. Vergleichbare Daten aus den USA berichten Anteile von 35 % [13] bzw. 41 % [18]. In Ländern mit eingeschränkten Ressourcen werden hingegen deutlich höhere Werte beschrieben, etwa 51 % in Uganda [11] und 50 % in Nigeria [16].

A. C. Rokohl et al., *Augenprothetik*, essentials,
https://doi.org/10.1007/978-3-662-72981-6_3

In Industrieländern folgen als weitere wichtige Indikationen häufig das Glaukom (Deutschland: 35 % [12]; USA: 33 % [13]) sowie intraokulare Tumoren (Deutschland: 20 % [12]; USA: 17 % [13] bzw. 24 % [18]). In mehreren Studien aus Entwicklungsländern treten Tumoren und Glaukom demgegenüber weniger prominent auf; hier gehören Hornhauterkrankungen zu den führenden Ursachen (Uganda: 18 % [11]; Nigeria: 31 % [16]).

Diese Unterschiede lassen sich plausibel durch Variationen in Lebenserwartung, Zugang zu Diagnostik und Therapie, Versorgungsdichte, Traumarisiken sowie sozioökonomische Faktoren erklären. Zudem ist das Aderhautmelanom in Bevölkerungsgruppen der Subsahara-Region deutlich seltener; als wesentliche Risikofaktoren gelten helle Haut- und Irisfarbe sowie kaukasische Herkunft [19, 20].

3.2 Klinische und psychosoziale Dimension

Der Verlust eines Auges stellt für die Betroffenen ein einschneidendes, häufig lebensveränderndes Ereignis dar. Neben der ästhetischen Veränderung sind funktionelle Einschränkungen – etwa im räumlichen Sehen, im Gesichtsfeld oder in der Blendempfindlichkeit – sowie psychische Belastungen und soziale Konsequenzen gut dokumentiert [15, 21–24].

Diese Dimensionen sollten gemeinsam mit der medizinischen Indikation in die Entscheidungsfindung einbezogen werden. In vielen Fällen steht die Augenentfernung am Ende einer erfolglosen konservativen oder operativen Therapie oder erfolgt bei Erkrankungen ohne realistisches funktionelles oder anatomisches Erhaltungspotenzial [12, 15, 24].

Operativ stehen mit Enukleation, Eviszeration und Exenteration mehrere Verfahren zur Verfügung, die in späteren Kapiteln differenziert dargestellt werden [15]. Inhaltlich lassen sich die Indikationen zur Augenentfernung sinnvoll in drei Hauptgruppen gliedern: Traumata, das schmerzhafte blinde oder atrophe Auge sowie intraokulare Malignome.

3.3 Traumata

Traumatische Ereignisse sind weltweit die häufigste Ursache für Augenverlust. Als Risikofaktoren für eine posttraumatische Enukleation werden unter anderem ein jüngeres Alter, männliches Geschlecht, eine geringe initiale Sehschärfe sowie stumpfe Traumata beschrieben [11–18, 21–23].

Eine primäre Enukleation ist indiziert, wenn das Auge irreversibel zerstört ist und keine funktionelle Wiederherstellung möglich erscheint. In der klinischen Praxis wird jedoch häufig zunächst ein organerhaltender Ansatz verfolgt, beispielsweise durch primären Bulbusverschluss, um den weiteren Verlauf und ein mögliches Restsehvermögen beurteilen zu können [15].

Viele Operateurinnen und Operateure bevorzugen zudem die weniger invasive Eviszeration. Dabei ist jedoch die seltene, aber schwerwiegende Komplikation der sympathischen Ophthalmie zu berücksichtigen, die auch nach Eviszeration beschrieben wurde [25–29]. Eine primäre Enukleation kann dieses Risiko reduzieren, während die Eviszeration unter bestimmten Voraussetzungen als vertretbar gilt, insbesondere bei gesicherter Nachsorge [15, 30, 31].

Entscheidend ist eine individuelle Risiko-Nutzen-Abwägung, die insbesondere auch das Partnerauge berücksichtigt.

3.4 Blindes/atrophes schmerzhaftes Auge (Phthisis bulbi)

Die zweite große Indikationsgruppe umfasst das blinde und/oder atrophe, schmerzhafte Auge (Phthisis bulbi) [12, 13, 15, 18, 21–23]. Häufige Ursachen sind Traumata und Tumoren, aber auch neovaskuläres Glaukom, chronische Netzhautablösungen sowie entzündliche oder infektiöse Erkrankungen wie Uveitis oder Endophthalmitis [15].

Besteht noch ein relevanter Restvisus, gewinnt der Erhalt des Bulbus erheblich an Bedeutung. Selbst eingeschränkte Sehfunktionen können die Lebensqualität deutlich verbessern, insbesondere bei Einschränkungen des Partnerauges.

In solchen Situationen sind eine sorgfältige Aufklärung und gemeinsame Entscheidungsfindung essenziell. Dabei müssen Schmerzen, funktioneller Nutzen, Komplikationsrisiken und die Prognose beider Augen differenziert gegeneinander abgewogen werden, bevor eine endgültige Entscheidung getroffen wird.

3.5 Intraokulare Malignome

Intraokulare Malignome bilden die dritte Hauptgruppe der Indikationen zur Augenentfernung [12, 15, 21–24, 30]. Trotz moderner therapeutischer Möglichkeiten bleibt die Enukleation in bestimmten Stadien eine relevante Behandlungsoption, insbesondere unter Berücksichtigung individueller Patientenpräferenzen [15]. Der häufigste primäre intraokulare Tumor bei Erwachsenen ist das Aderhautmelanom.

Durch Fortschritte in der Strahlentherapie, insbesondere in der Brachytherapie sowie in Protonen- und Photonenverfahren, ist die Enukleation heute seltener primäre Therapieoption. Bei großen Tumoren bleibt sie jedoch häufig indiziert [12–15, 18].

Diskutiert wird, ob intraoperative Manipulationen theoretisch das Risiko einer Metastasierung erhöhen könnten, was eine besonders sorgfältige chirurgische Technik erforderlich macht [15]. Gleichzeitig existieren Hypothesen, dass mikrometastatische Absiedlungen bereits früh entstehen und die Prognose daher nur begrenzt durch die Enukleation beeinflusst wird. Diese Annahmen sind bislang nicht abschließend geklärt.

Im Kindesalter stellt das Retinoblastom den häufigsten intraokularen Tumor dar, der eine Enukleation erforderlich machen kann [11–13, 15, 16, 18]. Klinisch fallen betroffene Kinder häufig durch Strabismus oder Leukokorie auf. Trotz moderner Therapieoptionen wie Chemotherapie oder Bestrahlung ist in fortgeschrittenen Stadien häufig eine Enukleation notwendig.

Grundsätzlich sollte eine Enukleation bei intraokularen Malignomen immer dann erwogen werden, wenn ein relevantes Metastasierungspotenzial besteht, konservative Therapien nicht erfolgreich sind oder ein schmerzhafter, funktionsloser Zustand vorliegt.

4 Chirurgische Techniken der Augenentfernung

Für die operative Entfernung eines Auges stehen mehrere chirurgische Verfahren zur Verfügung. Die Wahl des Verfahrens richtet sich nach der zugrunde liegenden Indikation, den anatomischen Gegebenheiten sowie individuellen patientenbezogenen Faktoren.

4.1 Enukleation

Die Enukleation gilt als klassisches Standardverfahren zur vollständigen Entfernung des Auges [15]. Dabei wird der Bulbus einschließlich aller intraokularen Strukturen sowie eines Abschnitts des Nervus opticus aus der Orbita entfernt (siehe Abb. 4.1) [15, 30, 32, 33].

Der Eingriff beginnt üblicherweise mit der Retraktion der Lider und einer zirkulären Peritomie am korneoskleralen Limbus zur Eröffnung von Bindehaut und Tenon-Kapsel. Anschließend werden die äußeren Augenmuskeln identifiziert, isoliert und an ihren Insertionsstellen abgesetzt. Häufig verbleibt ein kurzer Muskelstumpf, um die Mobilisation des Bulbus bis zur Durchtrennung des Sehnervs zu erleichtern [15, 30, 32, 33].

Nach Durchtrennung des Nervus opticus und Lösung der verbleibenden Verbindungen wird der Bulbus entfernt. Im Anschluss erfolgt die Einbringung eines Orbitaimplantats (siehe Abb. 4.2). Die äußeren Augenmuskeln werden – abhängig vom Implantattyp und der chirurgischen Präferenz – untereinander, am Implantat oder an einem Abdeckmaterial fixiert. Abschließend werden Tenon-Kapsel und Bindehaut schichtweise verschlossen [15, 30, 33, 34].

A. C. Rokohl et al., *Augenprothetik*, essentials,
https://doi.org/10.1007/978-3-662-72981-6_4

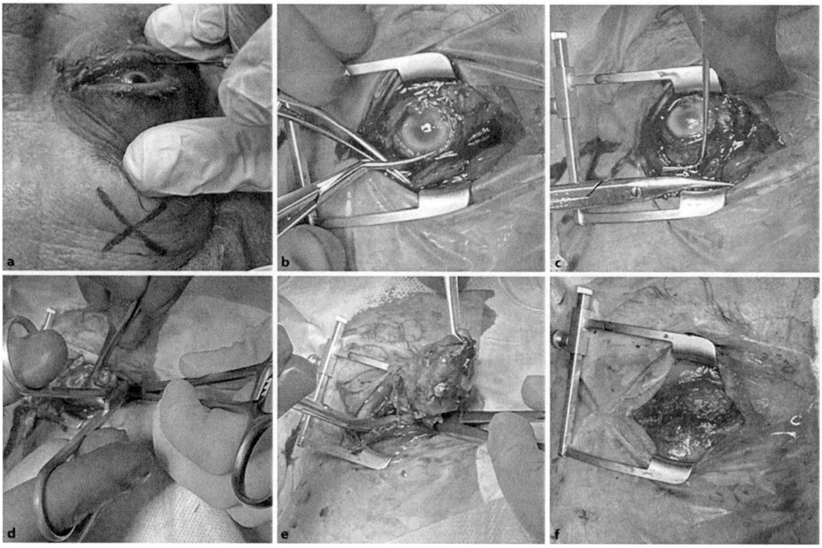

Abb. 4.1 Enukleation bei Panophthalmitis **a** Retro- und peribulbäre Unterspritzung mit einem Gemisch aus Lokalanästhetikum und Vasokonstriktor. **b** Konjunktivale Peritomie und stumpfe Abpräparation der Tenon-Kapsel vom Bulbus. **c** Anschlingen und Absetzen der Augenmuskeln. **d** Durchtrennung des Sehnerven von nasal. Dabei ist die Klemme zur Fixierung des N. opticus mit der darin enthaltenen A. centralis retinae zu beachten. **e** Entnahme des Bulbus und Einsendung zur histopathologischen Aufarbeitung. **f** Verschluss der Orbita (ohne Orbitaimplantat) durch Tenon- und Bindehautnaht mit anschließender Konformerversorgung. (Bildquelle: Kowanz DH, Wawer Matos PA, Gordon E, Doulis A, Simon M, Rokohl AC, Heindl LM. Eviszeration, Enukleation, Exenteration – Indikationen, Techniken und postoperative Nachsorge. Ophthalmologie. 2023 Feb;120(2):126–138. DOI:10.1007/s00347-022-01791-4)

Eine histopathologische Untersuchung des entfernten Bulbus ist obligat, um maligne oder andere relevante pathologische Veränderungen sicher zu diagnostizieren oder auszuschließen.

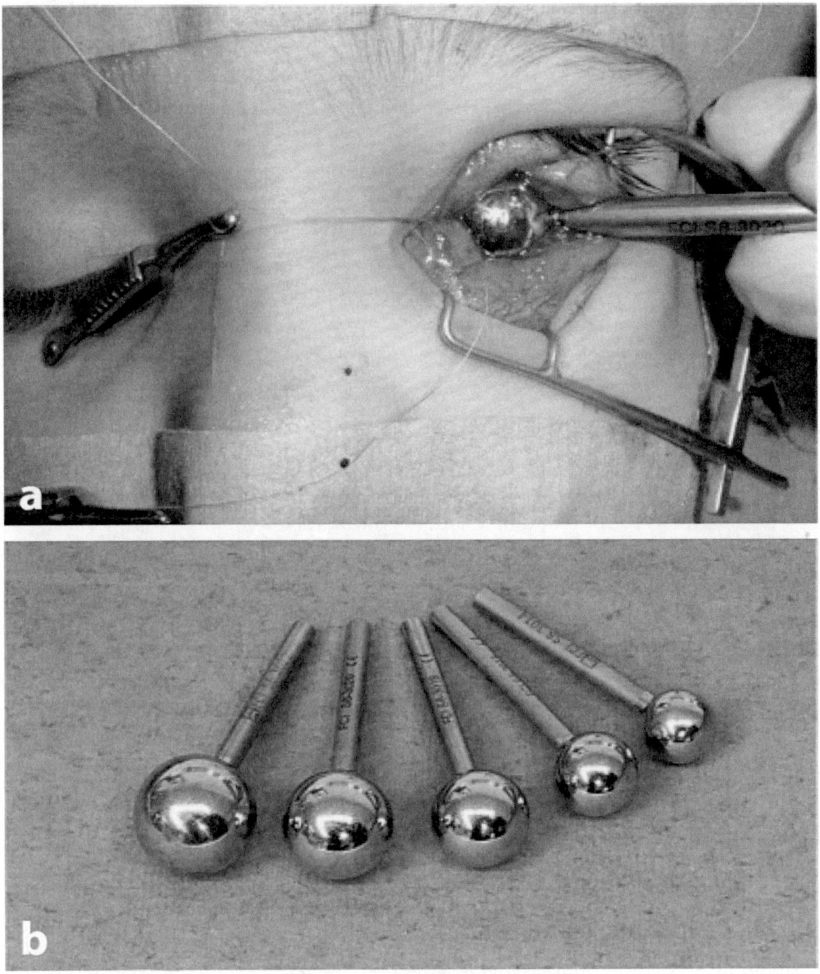

Abb. 4.2 Intraoperative Situation bei einem 8-jährigen Patienten nach Enukleation eines blinden, normal großen Auges **a**) Abschätzen der möglichen Implantatgröße, auch im Vergleich zum Partnerauge. **b**) Orbitaimplantat-Sizer in verschiedenen Größen zwischen 14 und 22 mm. (Bildquelle: Schittkowski MP, Weiss N. Augenprothetik beim Kind – Möglichkeiten und Herausforderungen. Ophthalmologie. 2023 Feb;120(2):139–149. DOI:10.1007/s00347-022-01794-1)

4.2 Eviszeration

Die Eviszeration stellt ein alternatives Verfahren dar, bei dem die intraokularen Inhalte entfernt werden, während die Sklera sowie die äußeren Augenmuskeln erhalten bleiben [15, 32, 35–37].

Der Eingriff beginnt ebenfalls mit einer Peritomie am Limbus, gefolgt von einer korneoskleralen Inzision. Nach vollständiger Entfernung des intraokularen Gewebes wird ein Orbitaimplantat in die verbleibende Sklerahülle eingesetzt [15, 32, 35–37]. Häufig erfolgt zusätzlich eine Erweiterung der posterioren Sklera, beispielsweise durch sogenannte „relaxing incisions", um größere Implantate einbringen zu können und damit den Volumenersatz zu optimieren sowie das Extrusionsrisiko zu reduzieren [38].

Das intraoperative Spülen der Sklerahülle, etwa mit Wasserstoffperoxid oder Alkohol, wird kontrovers diskutiert. Während mögliche Vorteile in der Reduktion von Restgewebe und mikrobieller Belastung gesehen werden, fehlen belastbare Belege für einen klinischen Nutzen. Demgegenüber stehen potenzielle zytotoxische Effekte, die die Skleraintegrität beeinträchtigen und die Wundheilung verzögern könnten.

In klinischen Studien wird die Eviszeration häufig als weniger invasiv beschrieben und ist in vielen Fällen mit geringeren postoperativen Schmerzen, besseren kosmetischen Ergebnissen und einer verbesserten Prothesenmotilität assoziiert [15, 35–37]. Das entfernte intraokulare Gewebe sollte ebenfalls histopathologisch untersucht werden.

Die Wahl zwischen Enukleation und Eviszeration bleibt in bestimmten Situationen Gegenstand kontroverser Diskussionen. Bei Verdacht auf ein intraokulares Malignom ist die Enukleation in der Regel zu bevorzugen, da sie eine vollständige histologische Beurteilung ermöglicht und das Risiko einer Tumorzellverschleppung reduziert [15, 35–37].

Typische Indikationen für die Eviszeration sind hingegen sekundär blinde, schmerzhafte Augen oder benigne Erkrankungen, beispielsweise im Rahmen einer Endophthalmitis. Bei traumatischen Verletzungen kann je nach Befund sowohl eine Enukleation als auch eine Eviszeration indiziert sein.

Ein zentrales Risiko stellt die seltene, aber potenziell schwerwiegende sympathische Ophthalmie dar, die bei beiden Verfahren auftreten kann und im Rahmen der Aufklärung berücksichtigt werden muss [15, 35–37].

4.3 Exenteratio orbitae

Die Exenteratio orbitae ist ein radikales chirurgisches Verfahren, das primär bei malignen Orbitatumoren oder Tumoren mit Orbitainvasion eingesetzt wird [15, 39, 40]. Seltene Indikationen umfassen unter anderem nekrotisierende Infektionen oder Mukormykose.

Bei diesem Eingriff werden neben dem Bulbus auch die orbitalen Weichteile entfernt (siehe Abb. 4.3). Je nach Ausdehnung können die Lider reseziert oder erhalten bleiben. Die Operation führt zu einer ausgeprägten anatomischen Veränderung, sodass die Rehabilitation in der Regel mittels Epithese erfolgt [41].

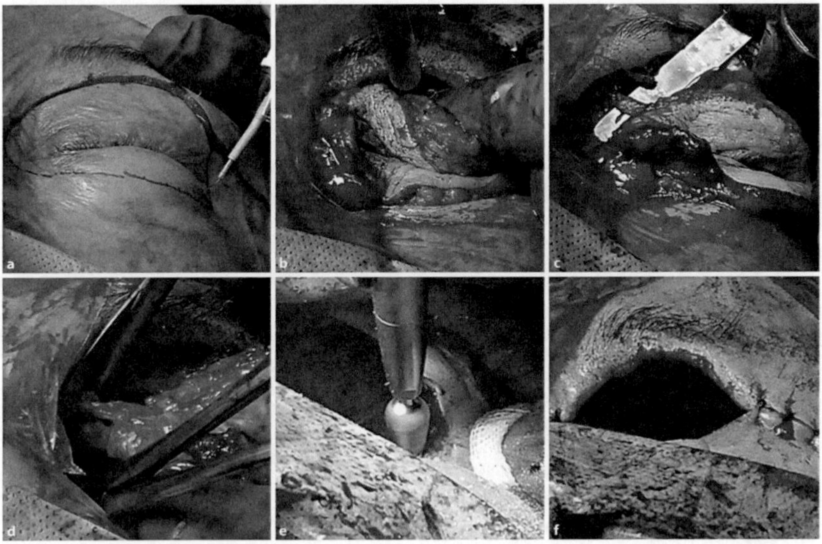

Abb. 4.3 Exenteration bei adenoidzystischem Karzinom der Tränendrüse **a** Durchtrennung der dermalen Strukturen sowie des M. orbicularis oculi unter Anwendung eines Elektrotoms. **b** Einsatz eines Raspatoriums zur Abtrennung des Periosts mit den enthaltenen Weichteilstrukturen von der knöchernen Orbita. Der retrobulbäre Fettkörper ist zu beachten. **c** Durchtrennung des M. obliquus superior im Zuge der zirkulären Periostdissektion. **d** Fixierung des Sehnerven und Abtrennung mittels Scherenschnitt. D Ausbohren eines knöchernen Tumorinfiltrats mit einem Bohrkopf vom Typ „Olive". F Bilaterale Adaptation und Vernähung der periokulären Gesichtshaut über der Orbita zur beschleunigten Sanatio per secundam intentionem. (Bildquelle: Kowanz DH, Wawer Matos PA, Gordon E, Doulis A, Simon M, Rokohl AC, Heindl LM. Eviszeration, Enukleation, Exenteration – Indikationen, Techniken und postoperative Nachsorge. Ophthalmologie. 2023 Feb;120(2):126–138. DOI:10.1007/s00347-022-01791-4)

Postoperativ treten häufig Sensibilitätsstörungen im Versorgungsgebiet des Nervus ophthalmicus (V1) auf. Aufgrund moderner systemischer und zielgerichteter Therapien wird die Exenteration heute insgesamt seltener durchgeführt [15, 39, 40].

4.4 Orbitaimplantate

Die Auswahl eines geeigneten Orbitaimplantats ist entscheidend für ein funktionell und kosmetisch zufriedenstellendes Ergebnis bei möglichst geringer Komplikationsrate [15, 33, 42–46].

Wesentliche Zielgrößen sind:

- ausreichender Volumenersatz
- möglichst effektive Übertragung der Motilität auf die Prothese
- hohe Biokompatibilität
- geringe operative Komplexität

wirtschaftliche Aspekte

Grundsätzlich werden Orbitaimplantate in zwei Hauptgruppen unterteilt:

- poröse (integrierende) Implantate
- nicht-poröse (nicht integrierende) Implantate

Historisch wurden nicht-poröse Implantate aus Glas, Metallen oder Gummi gefertigt; heute dominieren Materialien wie Silikon, Acryl und PMMA [15, 24, 46].

Ein häufig verwendetes poröses Implantat ist das koralline Hydroxyapatitimplantat. Es zeichnet sich durch eine schwammartige, interkonnektierte Mikrostruktur aus, die dem spongiösen Knochen ähnelt und ein fibrovaskuläres Einwachsen ermöglicht [33, 43]. Dadurch wird eine funktionelle Integration des Implantats erreicht. Das Ausmaß der Vaskularisierung hängt wesentlich von Porengröße und -vernetzung ab.

Alternativ existieren synthetische Hydroxyapatitimplantate sowie keramische Materialien wie Aluminiumoxid, die vergleichbare Eigenschaften aufweisen. Poröses Polyethylen (z. B. Medpor) wird insbesondere in den USA häufig eingesetzt und erlaubt häufig eine direkte Muskelanheftung ohne zusätzliche Umhüllung [33, 43].

Viele Implantate werden mit einem sogenannten Wrapping versehen, beispielsweise mit autologen Geweben (Faszie, Sklera) oder synthetischen Materialien

(Vicryl, Mersilene). Dies kann die Implantatintegration, Muskelanheftung und Motilität verbessern sowie das Risiko von Komplikationen reduzieren, auch wenn die Datenlage nicht in allen Punkten eindeutig ist [24, 33, 43].

Zahlreiche Studien berichten für poröse Implantate eine gute Biokompatibilität, stabile Langzeitergebnisse sowie eine niedrige Extrusionsrate und gute Motilität. Der direkte Vergleich mit nicht-porösen Implantaten ist jedoch methodisch eingeschränkt, da für poröse Systeme mehr Daten vorliegen. Insgesamt zeigen auch nicht-poröse Implantate häufig vergleichbare klinische Ergebnisse bei geringeren Kosten [24, 46, 47].

Daher lässt sich derzeit keine generelle Überlegenheit eines Implantattyps ableiten. Die Auswahl sollte vielmehr individuell erfolgen und Faktoren wie Indikation, klinische Situation, Kosten, Verfügbarkeit sowie die Erfahrung der Operateurin oder des Operateurs berücksichtigen [24, 46, 47].

5 Leben mit einer Augenprothese: psychosoziale Aspekte

Der Verlust eines Auges betrifft nicht nur die physische Integrität, sondern auch zentrale Aspekte von Identität, Selbstwahrnehmung und sozialer Interaktion. Das Gesicht – und insbesondere die Augenpartie – spielt eine entscheidende Rolle für nonverbale Kommunikation, emotionale Ausdrucksfähigkeit und soziale Wiedererkennung. Entsprechend ist es nachvollziehbar, dass der Verlust oder die sichtbare Veränderung eines Auges erhebliche psychosoziale Auswirkungen haben kann.

5.1 Angst, Depression und Stress

Ein Verlust des Auges ist häufig mit einer erheblichen psychischen Belastung verbunden. Die Ursachen sind vielfältig und reichen von traumatischen Ereignissen über medizinische Erkrankungen bis hin zu angeborenen Fehlbildungen. Studien zeigen, dass Personen mit unfallbedingtem Augenverlust initial häufig stärkere negative Emotionen erleben und im Verlauf vermehrt Wut empfinden als Betroffene mit medizinisch bedingtem Verlust [48].

Insgesamt weisen Augenprothesenträgerinnen und -träger nicht zwingend höhere durchschnittliche Werte für Angst, Depression oder Stress auf als die Allgemeinbevölkerung. Gleichzeitig zeigt sich jedoch, dass ein relevanter Anteil klinisch auffällige Belastungswerte erreicht [49–55]. Zudem ist davon auszugehen, dass entsprechende Symptome in dieser Patientengruppe teilweise unterdiagnostiziert bleiben [49].

In den ersten Monaten nach der Versorgung treten häufig ausgeprägte emotionale Reaktionen auf, darunter Trauer, Unsicherheit, Scham oder Ärger. Diese spie-

A. C. Rokohl et al., *Augenprothetik*, essentials,
https://doi.org/10.1007/978-3-662-72981-6_5

geln die Anpassungsprozesse an die funktionellen und ästhetischen Veränderungen wider. Gleichzeitig berichten viele Betroffene auch über positive Emotionen wie Erleichterung oder Akzeptanz, insbesondere im Kontext einer gelungenen prothetischen Rehabilitation [48].

Einschränkungen im beruflichen, sozialen und freizeitbezogenen Bereich sind häufig und können psychische Belastungen zusätzlich verstärken. Sorgen um das äußere Erscheinungsbild sowie die Wahrnehmung durch andere spielen hierbei eine zentrale Rolle [50, 56].

5.2 Erscheinungsbild und Zufriedenheit

Das subjektive Erleben des eigenen Erscheinungsbildes ist ein zentraler Faktor für das psychische Wohlbefinden. Ausgeprägte Sorgen über das Aussehen sind mit stärkeren negativen Emotionen, erhöhtem Stress sowie funktionellen Einschränkungen im Alltag assoziiert [48, 52, 56, 57].

Für viele Betroffene ist entscheidend, inwieweit die prothetische Versorgung die sichtbare Veränderung kaschieren kann. Wichtige Einflussfaktoren sind dabei insbesondere die Symmetrie der Augenbewegungen, die Lidstellung sowie die Stabilität der Prothesenposition [48, 58].

Personen, die ihre Prothese als unauffällig wahrnehmen, berichten in der Regel über eine deutlich höhere Zufriedenheit. Sichtbare Abweichungen hingegen korrelieren mit einer geringeren Lebensqualität, einem negativeren Körperbild und einer reduzierten Selbstwertwahrnehmung [59, 60].

Das Alter bei Erstversorgung scheint ebenfalls eine Rolle zu spielen. Jugendliche berichten häufig über intensivere emotionale Belastungen als andere Altersgruppen, was mit der besonderen Bedeutung von Identitätsentwicklung in dieser Lebensphase einhergehen kann, [48, 61]. Ältere Patientinnen und Patienten zeigen hingegen im Durchschnitt eine geringere Ausprägung aussehensbezogener Sorgen und emotionaler Belastungen [52].

Ein wesentlicher Prädiktor für Zufriedenheit ist die subjektiv wahrgenommene Motilität der Prothese. Eine als natürlich empfundene Bewegung trägt erheblich zur sozialen Sicherheit und zum Selbstvertrauen bei [44, 62]. Mit zunehmender Tragedauer steigt die Zufriedenheit häufig, was vermutlich auf Anpassungsprozesse und realistischere Erwartungen zurückzuführen ist [57, 62, 63].

5.3 Soziale Interaktionen: Stigma, Kognitionen und Verhalten

Soziale Interaktionen werden maßgeblich durch visuelle Eindrücke beeinflusst. Sichtbare Veränderungen im Gesichtsbereich können zu Stigmatisierung, Unsicherheit im sozialen Kontakt und verändertem Kommunikationsverhalten führen [57, 64].

Augenprothesenträgerinnen und -träger berichten häufig über soziale Ängste, Vermeidungsverhalten sowie Einschränkungen in sozialen Rollen und Aktivitäten [51, 56, 65–68]. Die Bedeutung der Augen für Blickkontakt und nonverbale Kommunikation verstärkt diese Effekte zusätzlich.

Eine bessere Prothesenmotilität kann soziale Unsicherheit reduzieren, da sie zu einem natürlicheren Erscheinungsbild beiträgt [57, 62]. Gleichzeitig spielen auch funktionelle Aspekte wie Sekretion oder veränderte visuelle Wahrnehmung eine Rolle für das soziale Erleben [56].

Aus kognitiv-behavioraler Perspektive sind insbesondere Wahrnehmungs- und Interpretationsprozesse relevant. Betroffene zeigen häufig eine erhöhte Sensibilität für soziale Signale und neigen dazu, negative Reaktionen anderer Menschen primär auf ihr Erscheinungsbild zurückzuführen [69].

Kognitive Verzerrungen wie selektive Aufmerksamkeit für negative Rückmeldungen, die negative Interpretation ambivalenter Situationen sowie das Ausblenden positiver Erfahrungen können zur Aufrechterhaltung psychischer Belastungen beitragen [70]. Vermeidungsverhalten verstärkt diesen Prozess, da korrigierende soziale Erfahrungen ausbleiben [71].

5.4 Psychosoziale Unterstützung und Versorgungskonsequenzen

Für die klinische Versorgung ist es entscheidend, psychosoziale Belastungen frühzeitig zu erkennen und angemessen zu adressieren. Die Anpassung an den Augenverlust wird wesentlich durch individuelle Bewertungsprozesse, soziale Interaktionen und vorhandene Bewältigungsstrategien beeinflusst [72].

Gute soziale Kompetenzen sind mit einer besseren Anpassung assoziiert. Entsprechend kann ein gezieltes Training sozialer Fähigkeiten hilfreich sein, etwa im Umgang mit belastenden Situationen, im Aufbau von Selbstsicherheit oder in der aktiven Kommunikation mit anderen [69, 73, 74].

Evidenzbasierte Ansätze, insbesondere Kombinationen aus sozialem Kompetenztraining und kognitiver Verhaltenstherapie, haben sich als wirksam erwiesen, um psychosoziale Belastungen zu reduzieren und die Lebensqualität zu verbessern [50, 51, 75–77].

Soziale Unterstützung durch Familie und Umfeld stellt einen wichtigen Schutzfaktor dar und ist eng mit dem psychischen Wohlbefinden verbunden [52, 78–80]. Langzeitstudien zeigen zudem, dass viele Betroffene – insbesondere bei frühzeitiger und adäquater Versorgung – eine stabile emotionale Anpassung und gute soziale Integration erreichen können [81].

Gleichzeitig können auch langfristig Belastungen bestehen bleiben, beispielsweise in Form von anhaltender Unsicherheit oder verstärkter Selbstbeobachtung. Für neu versorgte Patientinnen und Patienten kann es daher entlastend sein, zu wissen, dass viele belastende Symptome im Verlauf abnehmen und positive Anpassungsprozesse stattfinden [48, 82].

Aus versorgungspraktischer Sicht ergibt sich daraus die Notwendigkeit, psychosoziale Aspekte systematisch in die Behandlung zu integrieren. Dazu gehören:

- der Einsatz standardisierter Screeninginstrumente
- die Einbindung psychologischer Fachkräfte in interdisziplinäre Teams
- eine strukturierte Aufklärung über mögliche psychosoziale Auswirkungen
- die Förderung individueller Coping-Strategien

Eine ganzheitliche Versorgung sollte daher stets sowohl medizinische als auch psychosoziale Dimensionen berücksichtigen [83].

6 Materialien und Typen moderner Augenprothesen

Die Wahl des Prothesenmaterials stellt einen zentralen Faktor für Funktion, Komfort, Haltbarkeit und Versorgungsstrategie dar. In der modernen Augenprothetik dominieren zwei Materialgruppen: Polymethylmethacrylat (PMMA) und Kryolithglas. Beide Materialien haben sich klinisch etabliert und weisen jeweils spezifische Vor- und Nachteile auf.

6.1 Kunststoffvarianten (PMMA)

PMMA-Prothesen wurden während des Zweiten Weltkriegs weiterentwickelt und anschließend systematisch als Material für Augenprothesen etabliert [83]. Im Vergleich zu Glas zeichnen sie sich durch eine höhere Bruchfestigkeit, größere mechanische Stabilität sowie vielfältige Möglichkeiten der Individualisierung aus. In vielen Ländern stellen PMMA-Prothesen heute den Versorgungsstandard dar.

Grundsätzlich wird zwischen Lagerprothesen („stock prostheses“) und individuell gefertigten Prothesen unterschieden.

Lagerprothesen sind standardisierte Produkte mit vorgegebener Form und Farbgebung. Ihre stark konkave Rückfläche ermöglicht eine relativ universelle Einsetzbarkeit. Vorteile sind die schnelle Verfügbarkeit, geringe Kosten und einfache Handhabung. Limitationen bestehen jedoch in der eingeschränkten ästhetischen Anpassbarkeit, beispielsweise hinsichtlich Irisposition, Sklerafarbe und Lidkonturunterstützung, sowie in einer häufig suboptimalen Passform. Sie werden daher vor allem in ressourcenlimitierten Versorgungskontexten, als temporäre postoperative

A. C. Rokohl et al., *Augenprothetik*, essentials,
https://doi.org/10.1007/978-3-662-72981-6_6

Konformer oder als Ausgangsbasis für teilindividualisierte Lösungen eingesetzt [84, 85].

Individuell gefertigte PMMA-Prothesen ermöglichen eine präzise Anpassung an anatomische und ästhetische Gegebenheiten und gelten in vielen Industrienationen als Standardversorgung. Sie können Form, Größe, Farbgebung und Tragekomfort patientenspezifisch abbilden und tragen damit wesentlich zur funktionellen und kosmetischen Rehabilitation bei.

Im Gegensatz zu Kryolithglasprothesen, die häufig als hohle Doppelwandkonstruktionen ausgeführt sind, werden PMMA-Prothesen in der Regel aus massivem Material gefertigt [24, 86]. Hohle PMMA-Prothesen sind zwar möglich, bleiben jedoch Sonderfällen vorbehalten. Durch ihr geringeres Gewicht können sie in ausgewählten Situationen Vorteile bieten, etwa bei reduzierter Lidbelastung und geringerer Reizsymptomatik [86].

Eine weitere Variante sind dünnwandige Prothesen, insbesondere bei geringem Volumenbedarf. Daten legen nahe, dass ein signifikanter Anteil der Patientinnen und Patienten sogenannte Bulbusschalen trägt, die vor einem nicht funktionstüchtigen Bulbus eingesetzt werden, beispielsweise bei Phthisis bulbi oder Mikrophthalmie [17, 24].

Die Herstellung und Anpassung von PMMA-Prothesen ist in hohem Maße erfahrungsabhängig. Trotz ähnlicher Grundprinzipien existieren zahlreiche individuelle Herstellungsprotokolle, sodass die Ergebnisqualität wesentlich von der Expertise der Ocularistin oder des Ocularisten abhängt.

6.2 Glasvarianten (Kryolithglas)

Kryolithglas ist eine spezielle Glasart, deren charakteristische weißliche Grundfarbe auf Natrium-Aluminium-Fluorid zurückgeführt wird [87]. Gegenüber früher verbreiteten Glasarten wird Kryolithglas u. a. wegen Farbwirkung, Verarbeitbarkeit und Verträglichkeit als vorteilhaft beschrieben [21]. Historisch werden die Entwicklungen von Ludwig Müller-Uri sowie die Optimierung durch Hermann Snellen (hohles Reformauge) hervorgehoben [22, 87]. Im deutschsprachigen Raum wird Kryolithglas weiterhin häufig verwendet [21–24].

Klinisch werden mehrere Kryolithglas-Prothesentypen unterschieden. Nach Enukleation oder Eviszeration kommen typischerweise zwei Varianten zum Einsatz [21, 24]:

- Reformauge: doppelwandig und hohl; es bietet trotz geringen Gewichts ein relativ großes Volumen [21–24]. Dadurch eignet es sich besonders zum Ausgleich eines relevanten orbitalen Volumendefizits.
- Dünnwandige, einwandige Prothese: insbesondere dann sinnvoll, wenn weniger Volumen zu ersetzen ist (z. B. bei atrophischen Fornices). Diese Prothesen beanspruchen weniger Raum und bleiben sehr leicht [24].

Daneben existiert die Bulbusschale/Skleralschale als einwandige, sehr dünn gearbeitete Kryolithglasprothese, die vor einem kosmetisch störenden, nicht funktionstüchtigen Bulbus getragen wird. Die Rückfläche wird deutlich konkaver gestaltet [21, 88]. Häufige Indikationen sind Phthisis bulbi und Mikrophthalmie [24]. Durch das geringe Gewicht entsteht nur eine minimale mechanische Belastung der Lider; dadurch kann das Risiko bestimmter Folgeschäden, einschließlich des post-enukleationsbedingten Socket-Syndroms (PESS), reduziert werden [21, 45, 88].

6.3 Biomechanische und funktionelle Unterschiede (PMMA vs. Kryolithglas)

Ein zentraler Unterschied zwischen PMMA- und Kryolithglasprothesen betrifft die Erneuerungsfrequenz. PMMA-Prothesen werden in der Regel über mehrere Jahre getragen und regelmäßig poliert, während Kryolithglasprothesen meist mindestens einmal jährlich ersetzt werden [24].

Diese Unterschiede sind materialbedingt. Kryolithglas ist hydrophiler und weist initial eine gute Benetzbarkeit auf. Im Verlauf kann es jedoch durch chemische und mechanische Einflüsse zu einer zunehmenden Oberflächenrauigkeit kommen, die den Tragekomfort reduziert und Irritationen begünstigt [21, 89, 90].

PMMA hingegen ist hydrophober und neigt stärker zur Ablagerungsbildung, insbesondere von Proteinen und Lipiden. Diese können die Oberflächenqualität beeinträchtigen und erfordern regelmäßige Pflege sowie gelegentliches Nachpolieren.

Ein weiterer Unterschied liegt im Gewicht: Hohle Glasprothesen können bei gleichem Volumen deutlich leichter sein als massive PMMA-Prothesen. Dies kann insbesondere bei hohem Volumenbedarf Vorteile hinsichtlich der Lidmechanik bieten.

Als potenzieller Nachteil von Kryolithglas wird ein erhöhtes Bruchrisiko diskutiert (siehe Abb. 6.1). Dieses ist jedoch insgesamt gering und tritt überwiegend im Zusammenhang mit mechanischer Belastung, insbesondere beim Herausnehmen

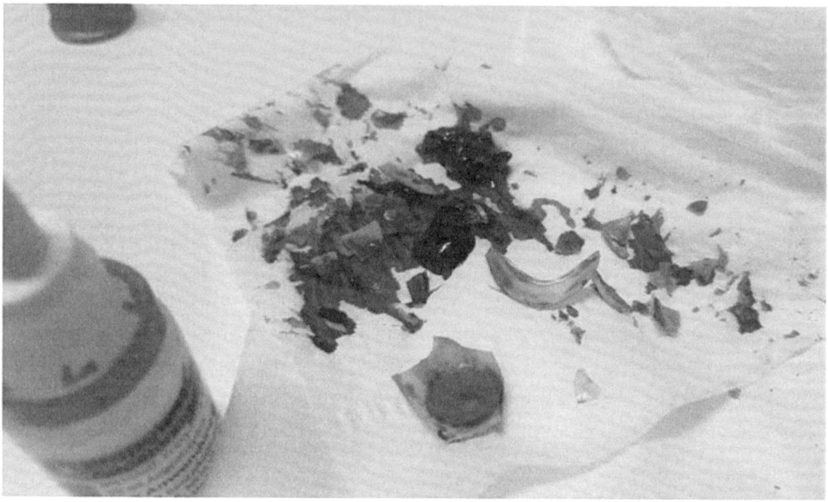

Abb. 6.1 Aus der linken Orbita entfernte Splitter der implodierten doppelwandigen Glasprothese. (Bildquelle: Gruber, M., Reinhard, T. & Maier, P. Orbitale Blutung während eines Tauchgangs. Ophthalmologe. 2021;118, 283–284. DOI:10.1007/s00347-020-01144-z, veröffentlicht unter einer Creative Commons Attribution 4.0 International License (CC BY 4.0) https://creativecommons.org/licenses/by/4.0/deed.de)

oder Reinigen, auf [91]. In den meisten Fällen steht eine Ersatzprothese zur Verfügung.

Subjektive Studien zeigen, dass Trägerinnen und Träger beider Materialien insgesamt eine hohe Zufriedenheit berichten. Unterschiede zwischen den Materialien sind nicht eindeutig und könnten teilweise eher durch Versorgungsprozesse als durch materialbedingte Eigenschaften erklärt werden [22, 23, 63].

6.4 Indikationen und Limitationen

Die Wahl des geeigneten Materials und Prothesentyps basiert auf einer Kombination aus anatomischen, funktionellen, psychosozialen und versorgungsstrukturellen Faktoren.

Individuell angefertigte Prothesen sind insbesondere bei komplexen anatomischen Verhältnissen oder hohen ästhetischen Anforderungen indiziert. Lagerprothesen finden vor allem als temporäre Lösungen oder in ressourcenlimitierten Kontexten Anwendung.

Konformer spielen eine wichtige Rolle in der perioperativen Versorgung sowie in der Behandlung von Kindern mit Anophthalmie oder Mikrophthalmie. Sie ermöglichen eine kontrollierte Expansion von Socket und Lidstrukturen.

PMMA-Prothesen weisen Limitationen insbesondere in Bezug auf Benetzbarkeit und Ablagerungsneigung auf. In seltenen Fällen können allergische Reaktionen auftreten. Optimierte Politur, Materialmodifikationen und angepasste Pflegeprotokolle können diese Effekte reduzieren.

Kryolithglas ist besonders geeignet, wenn ein leichtes, gut benetzbares und biokompatibles Material gewünscht ist. Limitationen bestehen in der Notwendigkeit regelmäßiger Erneuerung, einem geringen, aber vorhandenen Bruchrisiko sowie der Abhängigkeit von spezialisierten Herstellungsstrukturen.

Insgesamt zeigen die verfügbaren Daten, dass mit beiden Materialien bei adäquater Indikationsstellung und fachgerechter Anpassung sehr gute funktionelle und ästhetische Ergebnisse erzielt werden können. Eine generelle Überlegenheit eines Materials lässt sich nicht ableiten. Die Auswahl sollte daher individuell und kontextabhängig erfolgen.

7 Herstellung und Anpassung moderner Augenprothesen

Die Herstellung und Anpassung einer Augenprothese ist ein komplexer, mehrstufiger Prozess, der sowohl technische als auch klinische Expertise erfordert. Ziel ist es, eine Prothese zu fertigen, die funktionell stabil, komfortabel und ästhetisch möglichst unauffällig ist.

Grundsätzlich umfasst der Herstellungsprozess drei zentrale Schritte:

1. Erfassung von Form und Farbe
2. Fertigung der Prothese
3. Klinische Anpassung und Feinabstimmung

Je nach Versorgungsansatz lassen sich konventionelle, hybride (teilweise digitale) und vollständig digitale Verfahren unterscheiden.

7.1 Formgebung und Geometrie

Die korrekte Bestimmung der Prothesengeometrie ist entscheidend für Passform, Retention, Motilität und Tragekomfort. In der klinischen Praxis haben sich zwei Hauptansätze etabliert:

- abdruckbasierte Modellierung
- empirische Anpassung

A. C. Rokohl et al., *Augenprothetik*, essentials,
https://doi.org/10.1007/978-3-662-72981-6_7

Vergleichende Studien liegen bislang nur begrenzt vor. Beide Verfahren können zu guten Ergebnissen führen, sind jedoch in hohem Maße von der Erfahrung der Ocularistin bzw. des Ocularisten abhängig.

7.2 Farbanpassung

Die Farbanpassung umfasst insbesondere die Gestaltung von Iris und Sklera und stellt einen entscheidenden Faktor für das ästhetische Ergebnis dar.

Traditionell erfolgt die Farbanpassung visuell anhand von Mustern oder Referenzprothesen. Digitale Verfahren nutzen zunehmend hochauflösende Fotografie zur Erfassung von Iris- und Sklerastrukturen [92–94].

Diese digitalen Workflows erfordern standardisierte Aufnahmebedingungen sowie eine präzise Farbverarbeitung. Herausforderungen bestehen insbesondere in der Langzeitstabilität der verwendeten Farbstoffe und möglichen Veränderungen während des Polymerisationsprozesses [95].

Bei Kryolithglasprothesen wird in der Regel zunächst ein passendes Irismuster aus einem vorgefertigten Sortiment ausgewählt und anschließend individuell angepasst, etwa hinsichtlich Irisdurchmesser und Pupillenweite [21, 96].

7.3 Abdrucktechnik

Die Abdrucktechnik dient der präzisen Erfassung der posterioren Socketgeometrie und wird insbesondere bei der Herstellung individueller PMMA-Prothesen eingesetzt.

Hierfür wird ein Abdruckhalter mit zentralem Kanal verwendet, durch den Abdruckmaterial in den Socket eingebracht wird. Nach Aushärtung bildet das Material die Oberflächenstruktur mit ihren individuellen Krümmungen und Unregelmäßigkeiten ab [97, 98]. Zum Einsatz kommen verschiedene Materialien wie Alginat oder Polyvinylsiloxan, die sich hinsichtlich Fließverhalten und Steifigkeit unterscheiden.

Da der anophthalmische Socket ein flexibles System darstellt, beeinflussen sowohl die Materialeigenschaften als auch der Abdruckhalter die resultierende Geometrie. Das Abdruckmodell wird in der Regel in ein Wachsmodell überführt, das im anterioren Bereich gezielt modifiziert wird, während die posteriore Form zunächst weitgehend erhalten bleibt.

Am Wachsmodell erfolgen weitere Anpassungen, um eine optimale Balance zwischen Volumen, Stabilität und Beweglichkeit zu erreichen. Die Irisposition und Blickrichtung werden in dieser Phase festgelegt und dienen als Grundlage für die endgültige Prothese.

Vorteile der Abdrucktechnik sind eine potenziell verbesserte Motilitätsübertragung sowie eine Reduktion von Toträumen, wodurch Sekretansammlungen verringert werden können [98, 99].

Zu den Nachteilen zählen ein möglicher Patientenkomfortverlust, Reizungen sowie das Risiko einer Überfüllung des Sockets mit eingeschränkter Beweglichkeit. Zudem kann ein zu hoher posteriorer Druck auf das Implantat konjunktivale Komplikationen begünstigen. Bei Kindern ist die Abdrucknahme häufig nur eingeschränkt möglich.

7.4 Empirische Anpassung

Bei der empirischen Anpassung wird ohne Abdruck gearbeitet. Stattdessen wird nach klinischer Inspektion ein geeignetes Ausgangsmodell ausgewählt und schrittweise angepasst bzw. eine Prothese auf Basis dieses Ausgangsmodell mit einigen Änderungen gefertigt.

Dabei werden Form, Größe und Position iterativ verändert, bis eine zufriedenstellende Kombination aus Retention, Komfort, Lidkontur, Blickrichtung und Motilität erreicht ist.

Vorteile dieser Methode sind ein geringerer technischer Aufwand sowie eine direkte Anpassung am klinischen Ergebnis. Zudem kann eine geringere Füllung des posterioren Sockets lidmechanisch vorteilhaft sein.

Nachteilig kann ein größerer Totraum sein, der Sekretansammlungen begünstigt. Wie bei der Abdrucktechnik ist die Qualität des Ergebnisses stark von der Erfahrung der Behandelnden abhängig.

7.5 Herstellung in Grundzügen

7.5.1 PMMA

Die Herstellung von PMMA-Prothesen erfolgt in mehreren Schritten (siehe Abb. 7.1). Zunächst werden Iris- und Sklerakomponenten vorbereitet und in ein Formmodell integriert. Anschließend erfolgt die Polymerisation des Materials.

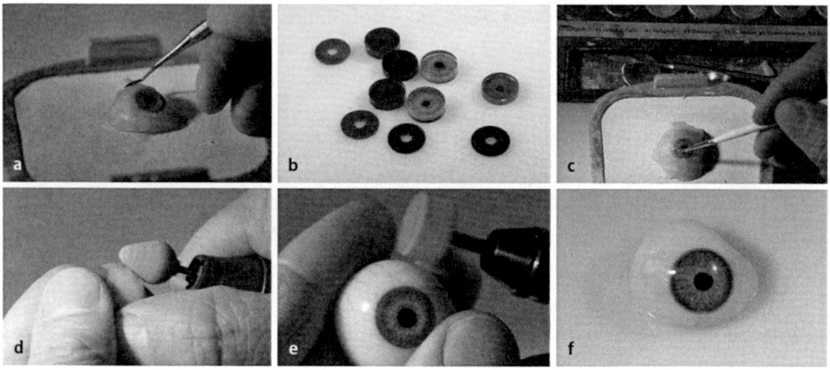

Abb. 7.1 Herstellung von Kunstaugen aus Kunststoff. **a** Polymethylmethacrylat (PMMA)-Modellauge, das durch Aufbringen einer Wachsschicht individuell dem Socket des Patienten angepasst wird. (Hier nicht dargestellt: Dieses wird nachfolgend in eine Gipsform gegeben. Nach Aushärten des Gipses wird das mit Wachs beschichtete Modellauge entfernt; in die Negativgipsform wird PMMA-Teig gegeben, der dann – im Ofen polymerisiert – zum neuen Prothesenkörper wird). **b** Unterschiedlich farbige Hornhaut-Iris-Buttons, die in den Prothesenkörper eingefügt werden. **c** Alternativ kann die Iris direkt auf den Prothesenkörper gemalt werden. Die Wachsschicht dient hier zum Schutz der weißen „Sklera" beim Aufmalen der Iris. **d** Schleifen der Prothese. **e** Politur der Prothese. **f** Fertiges Kunstauge aus PMMA. (Bildquelle: Koch KR, Trester W, Müller-Uri N, Trester M, Cursiefen C, Heindl LM. Augenprothetische Versorgung. Anpassung, Handhabung und Komplikationen. Ophthalmologe, 2016 Feb;113(2):133–42. DOI:10.1007/s00347-015-0091-x)

Nach der Aushärtung wird die Prothese mechanisch bearbeitet, angepasst und abschließend poliert. Die genauen Prozessschritte können zwischen verschiedenen Instituten variieren und sind häufig erfahrungsbasiert.

Digitale Verfahren ergänzen zunehmend die Herstellung, beispielsweise durch den Einsatz von 3D-gedruckten Zwischenmodellen [92–94]. Für vollständig digital gefertigte Prothesen liegen bislang nur begrenzte klinische Daten vor [95].

7.5.2 Kryolithglas

Die Herstellung von Kryolithglasprothesen (siehe Abb. 7.2) erfolgt handwerklich und umfasst zwei Hauptphasen:

1. Herstellung eines sphärischen Grundkörpers mit Iris und Pupille
2. Individuelle Anpassung von Form, Volumen und Oberflächendetails

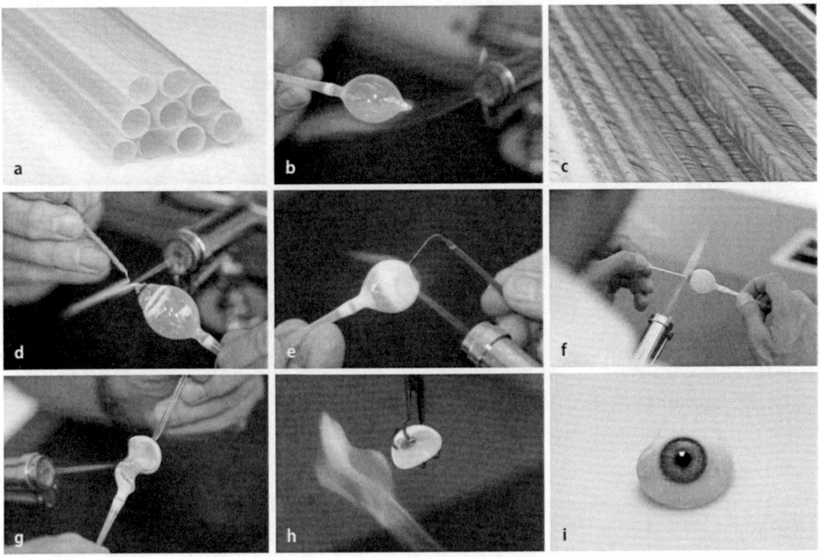

Abb. 7.2 Herstellung von Kunstaugen aus Glas. **a** Röhren aus Kryolithglas. **b** Blasen einer Hohlkugel. **c** und **d** Strukturglasmalstifte („Zeichenstängel“) zum Aufschmelzen von Iris und Pupille. **e** Auftragen feiner roter Glasfäden zur Imitierung der Äderung. **f** Anheften eines Glasröhrchens („Spieß“) an das Halbfabrikat, das als Halterung sowie zum Aufblasen und Einsaugen der Luft dient. **g** Formgebung der Prothese durch gezieltes Erhitzen von Teilen der Kugel. **h** Eintrüben der Prothese nach Abschmelzen des Spießes unter reduzierter Hitze. **i** Fertiges Kunstauge aus Glas, bereit zum Einsetzen in den Socket. (Bildquelle: Koch KR, Trester W, Müller-Uri N, Trester M, Cursiefen C, Heindl LM. Augenprothetische Versorgung. Anpassung, Handhabung und Komplikationen. Ophthalmologe, 2016 Feb;113(2):133–42. DOI:10.1007/s00347-015-0091-x)

Die Individualisierung erfolgt durch kontrolliertes Erwärmen und kontinuierliches Formen des Materials. Iris- und Sklerastrukturen werden schrittweise eingearbeitet.

Die finale Oberflächenqualität wird durch erneutes vollständiges Erhitzen und anschließendes kontrolliertes Abkühlen erreicht. Kleinere Korrekturen können auch nachträglich vorgenommen werden, sofern die Passform noch nicht optimal ist [21, 96].

7.6 Finale Funktionskontrolle und Nachsorge

Bei der Endanpassung werden Blickrichtung/Irisposition, Lidkontur, Retention, Motilität, Lidschluss und Tragekomfort überprüft. Kleinere Korrekturen können über Form- und Dickenanpassungen erfolgen. Bei abdruckbasierten Prothesen ist dabei zu berücksichtigen, dass Veränderungen anterior auch die posterior erzielte Passung funktionell beeinflussen können. Der Socket ist unabhängig vom Material systematisch zu untersuchen (Konjunktivazustand, Fornices/Sulci, Sekret, Zeichen einer Implantatexposition). Bei auffälligen Befunden sollte vor Neuanfertigung eine ophthalmologische bzw. ophthalmoplastische Mitbeurteilung erfolgen.

Postoperativ unterscheiden sich Abläufe teils nach Versorgungsweg. Bei Kryolithglas wird nach Enukleation häufig zunächst ein transparenter Konformer eingesetzt, um eine narbige Fornixkontraktur zu verhindern [21, 22, 24]. Eine vorläufige Prothese kann in ausgewählten Settings früh eingesetzt werden (z. B. nach 7–14 Tagen), sofern Befund und Wundheilung es zulassen [21, 24]. Nach Abklingen der Schwellung und in Phasen postoperativer Veränderung sind erneute Anpassungen sinnvoll; im Langzeitverlauf wird bei Glasprothesen mindestens eine jährliche Erneuerung empfohlen, um oberflächenbedingten Irritationen vorzubeugen [21, 22, 24].

Bei Kindern ist die Nachsorge insgesamt engmaschiger: Aufgrund des orbitalen Wachstums und des Asymmetrierisikos sollten Kontrollen materialunabhängig mindestens halbjährlich erfolgen, bei jüngeren Kindern oft häufiger (z. B. etwa vierteljährlich). Bei Bedarf sollte die Prothese jeweils angepasst oder auch ersetzt werden [21, 22, 24].

8 Pflege, Handhabung und evidenzbasierte Trageprotokolle

Ein strukturiertes Pflege- und Trageprotokoll ist entscheidend, um Entzündungen, mechanische Reizungen und muköse Sekretion im anophthalmischen Socket zu minimieren. Neben der Gewebegesundheit beeinflusst dies auch das subjektive Wohlbefinden der Patientinnen und Patienten, da sichtbare Sekretion und häufige Manipulationen reduziert werden.

Die folgenden Empfehlungen basieren auf Untersuchungen zur Reaktion des anophthalmischen Sockets auf Augenprothesen sowie auf einem Drei-Phasen-Modell des Prothesentragens [100].

8.1 Proteinablagerungen und funktionelle Oberflächenzonen

Bei kontinuierlichem Tragen entstehen Oberflächenablagerungen, die sich funktionell in zwei Zonen unterscheiden lassen:

- Interpalpebrale Zone: frei liegender Bereich der Prothese bei geöffnetem Lid
- Retropalpebrale und posteriore Zonen: Bereiche mit dauerhaftem Kontakt zur Konjunktiva

Ablagerungen in der interpalpebralen Zone sind Luft, Verdunstung und mechanischer Lidbewegung ausgesetzt. Trocknen sie aus, werden sie rau und erhöhen die Reibung, was zu Irritationen und Entzündungen führen kann.

A. C. Rokohl et al., *Augenprothetik*, essentials,
https://doi.org/10.1007/978-3-662-72981-6_8

Demgegenüber verbleiben retropalpebrale und posteriore Ablagerungen feucht und können funktionell vorteilhaft sein. Sie verbessern die Benetzbarkeit, reduzieren die Reibung zwischen Prothese und Bindehaut und sind mit geringerer Entzündung und Sekretion assoziiert [101, 102].

8.2 Drei-Phasen-Modell der Socket-Reaktion

Das Modell beschreibt, wie sich der anophthalmische Socket nach Einsetzen einer neuen bzw. frisch gereinigten Prothese zunächst „einpendelt", dann eine stabile Tragephase erreicht und schließlich bei fortschreitender Ablagerung/Materialalterung dekompensiert.

8.2.1 Phase 1: Etablierung der Homöostase

Nach dem Einsetzen einer neuen oder frisch gereinigten Prothese kommt es zunächst zu einer Anpassungsphase. Mechanische Belastungen, Temperaturunterschiede und Veränderungen des Tränenfilms führen zu einer vorübergehenden Irritation.

Typische Merkmale:

- leichte Entzündungsreaktion
- vermehrte muköse Sekretion
- instabiler Tränenfilm

Eine stabile Homöostase wird erreicht, wenn:

- Fremdpartikel gebunden und entfernt wurden
- sich ein gleichmäßiges Schleimsubstrat gebildet hat
- retropalpebrale/posteriore Proteinablagerungen als Gleitfilm etabliert sind

8.2.2 Phase 2: Stabile Homöostase

Nach etwa einem Monat stellt sich im Durchschnitt ein stabiles Gleichgewicht ein[100].

Kennzeichen:

- minimale Entzündung
- geringe Sekretion
- stabile Benetzbarkeit

Auch bei nachweisbarer bakterieller Besiedlung (häufig gramnegative Keime) besteht in dieser Phase nicht zwangsläufig eine klinische Relevanz [103].

8.2.3 Phase 3: Zusammenbruch der Homöostase

Im Verlauf von Monaten kommt es zu einer Akkumulation von Ablagerungen, insbesondere in der interpalpebralen Zone.

Folgen:

- Austrocknung und Verhärtung der Ablagerungen
- erhöhte Reibung
- Mikrotraumata der Konjunktiva
- Entzündung und vermehrte Sekretion

Klinische Konsequenzen können sein:

- Riesenpapillenkonjunktivitis [104]
- Epitheliopathien [105]
- Meibomdrüsendysfunktion [106]

Zusätzlich können Toträume hinter der Prothese Sekretstau begünstigen und das Risiko für bakterielle Besiedlung erhöhen.

8.3 Reinigungs- und Trageempfehlungen

8.3.1 Grundsatz: möglichst selten entfernen – als Richtwert nicht häufiger als monatlich

Idealerweise sollte eine Augenprothese nicht häufiger als einmal pro Monat entfernt und gereinigt werden. Es gibt Ausnahmen, z. B. bei Lagophthalmus/Lidschlussinsuffizienz mit starker Krustenbildung und daraus folgenden Lidrandirritationen. Die Routine muss dann individualisiert werden.

Das optimale Pflegeprotokoll ist insgesamt nicht abschließend geklärt. Studien zeigen jedoch: häufigeres Entfernen/Reinigen ist mit mehr Sekretion und mehr Beschwerden assoziiert; die Kausalrichtung ist nicht sicher (Beschwerden führen zu Reinigung vs. Reinigung führt zu Beschwerden) [107]. Als pragmatische Leitlinie gilt daher: möglichst nicht häufiger als monatlich, sofern keine individuellen Gründe dagegensprechen. Ein maßgeschneiderter Ansatz (Material, Umwelt, Socket-Befund) ist oft sinnvoller und sollte zwischen Ocularisten und Ophthalmologen abgestimmt werden [108].

Wichtig: Schon das Entfernen und Wiedereinsetzen bzw. Ein- und Ausgliedern der Prothese reizt die Konjunktiva, stört das Schleimsubstrat, kühlt die Bindehaut kurzfristig ab und bringt beim Wiedereinsetzen Fremdmaterial/Bakterien ein. Konsequenz: konsequente Händehygiene. Patienten mit häufiger Manipulation zeigen mehr gramnegative Keime im anophthalmischen Socket [109], mehr Entzündung [102] und mehr muköse Sekretion [101, 107].

Zusätzlich werden beim Reinigen die „günstigen" retropalpebralen/posterioren Ablagerungen entfernt. Fehlen sie, wird die Tränenverteilung schlechter und reibungsbedingte Reizung wahrscheinlicher. Entsprechend ist das Vorhandensein von Tränenproteinablagerungen mit weniger Socket-Entzündung assoziiert; bei Patienten mit seltenem Reinigen entzünden Ablagerungen die Konjunktiva nicht zwangsläufig [101]. Weil Entzündung wiederum mit Sekretion korreliert, ist es zur Reduktion von Sekretion oft besser, diese Ablagerungen möglichst lange zu belassen und die Reinigungsfrequenz zu begrenzen [110]. Patienten mit monatlicher Reinigung berichten über weniger Sekretion als Patienten mit täglicher oder wöchentlicher Reinigung [107].

8.3.2 Reinigung nach Bedarf: wenn Beläge interpalpebral „stören"

Jenseits der Monatsregel ist die Varianz groß [111]. Allergien können häufigeres Reinigen nötig machen (analog zur Kontaktlinsenliteratur) [112]. Die Ablagerungsrate hängt auch von Umgebung, Oberflächen- und Politurqualität ab [100]. Es gibt keine robuste Evidenz für ein „perfektes" Intervall – außer der wiederkehrenden Botschaft: möglichst nicht zu häufig.

Als pragmatische Regel: Reinigen, wenn es unangenehm wird, typischerweise wenn Beläge in die interpalpebrale Zone hineinragen, dort austrocknen und Reibung verursachen. Pine et al. nannten sechs Monate als willkürlichen Zeitraum, weil Ablagerungen über Monate dicker werden und dann in die interpalpebrale

Zone hineinreichen können [101], was in das Drei-Phasen-Modell passt. In der Realität entscheidet die Kombination aus Allergie/GPC, Trockenheit, Tränenfilmqualität, Lidfunktion/Blinzeleffizienz, Lagophthalmus, Systemerkrankungen/Medikation, Politurgrad und Exposition (Staub, trockene Luft etc.).

8.3.3 Praktische Reinigungsmethode und Materialhinweise PMMA vs. Glas)

Ziel ist das Entfernen der über die Zeit entstehenden harten Ablagerungen (Lipide, Muzine, Tränenproteine). Kurzfristig helfen sie, langfristig trocknen sie aus, werden rau, verdicken und binden Schmutz, Mikroorganismen und Abfallprodukte – ähnlich einem Biofilm. Trockener Schleim ist schwer zu entfernen, feuchter Schleim dagegen leicht. Deshalb ist „feucht und mechanisch" meist besser als „chemisch und aggressiv".

Empfohlene Methode: kräftiges Abwischen aller Flächen mit einem Einwegpapiertuch, das mit kaltem Wasser befeuchtet ist. Reihenfolge: vorne, dann Rückfläche (besonders Vertiefungen/Rillen), dann Ränder. Da der Film oft unsichtbar ist, konsequent alles abreiben. Ein Baumwoll-Tuch funktioniert ebenfalls, ist aber ggf. weniger hygienisch (da kein Einwegprodukt). Trockene Tücher sind potenziell abrasiv (bei PMMA-Prothesen) und sollten daher vermieden werden. „Trocken polieren" entfernt den Biofilm nicht zuverlässig – es poliert eher den Biofilm als das PMMA.

Wichtige Punkte bei PMMA

- Kein Haushaltsreiniger/Einlegen: kann PMMA anlösen und Oberfläche schädigen.
- Keine Zahnpasta: abrasive Partikel → Mikrokratzer.
- Kein zu warmes/heißes Wasser: Wärme kann in mehrschichtigen Strukturen inneren Druck erzeugen und Delamination begünstigen.
- Keine Desinfektion mit alkoholhaltigen Mitteln auf PMMA, da Alkohol PMMA angreift und Spannungsrisse/Trübungen verursacht.

Wichtige Punkte bei Kryolithglas

Reinigungsmittel sind weniger kritisch; üblicherweise mit handwarmem Wasser befeuchten und mit weichem Papiertuch reinigen. Aufgrund hoher Härte/Beständigkeit kann Zahnpasta als Hilfsmittel verwendet werden (danach gründlich abspülen). Alkoholische Desinfektion ist möglich. Glas ist jedoch zerbrechlich: gerade anfangs nicht über dem Waschbecken hantieren (Bruchrisiko).

8.4 Qualitätsanforderungen an Prothesenoberflächen

Die Oberfläche ist ein mechanischer Risikofaktor: Kratzer/Absplitterungen erhöhen Reibung, fördern chronische Reizung und Sekretion und erklären mitunter rezidivierende Symptome, die nicht auf Antibiotika ansprechen [113]. Bereits sehr früh wurde die Notwendigkeit einer vollständig glatten, fehlerfreien Oberfläche zur Reduktion mechanischer Konjunktivareizung und Schleimsekretion betont.

Für PMMA empfehlen Autoren einen Politurstandard in optischer Qualität (Aluminiumoxidpaste, appliziert mit rotierendem Kegel/Rad aus Polyurethan-Schaum) [114]. Eine solche Politur macht die Oberfläche nicht nur glatter, sondern auch benetzbarer als ein übliches Finish [100] und wird subjektiv oft angenehmer getragen [114]. Besonders relevant ist das für die interpalpebrale Zone, weil dort Tränenverteilung und Lid-„Wischer"-Effekt über Komfort und Reibung entscheiden.

Litwin et al. zeigten: optische Politur reduzierte Ablagerungen nach einem Monat signifikant; nach 12 Monaten war der Effekt auf Ablagerungen nicht mehr nachweisbar. Trotzdem berichteten Patienten über weniger Symptome und seltener Sekretion [114]. Die Datenlage bleibt begrenzt; der Nutzen ist plausibel, aber in Folgestudien weiter zu bestätigen.

8.5 Professionelle Nachsorge

Eine mindestens jährliche Kontrolle ist sinnvoll – nicht nur technisch, sondern auch psychologisch: Patienten erleben, dass sie in einem stabilen Versorgungssystem eingebunden sind. Bei der Kontrolle werden Prothese und anophthalmischer Socket untersucht: Schäden, Oberflächenzustand, Passform, Retention, Lidstellung sowie Zeichen von PESS, DASS, Vernarbungen und Asymmetrien [115]. Die PMMA-Prothese wird professionell gereinigt (vollständige Entfernung verbliebener Proteinablagerungen) und anschließend auf Politurstandard in optischer Kontaktlinsenqualität nachpoliert, um Mikrokratzer zu beseitigen und die Benetzbarkeit der interpalpebralen Zone wiederherzustellen. Die Glasprothese wird halbjährlich bis jährlich erneuert.

Behandlung von Kindern mit Anophthalmie und Mikrophthalmie

9

Die Versorgung von Kindern mit Anophthalmie und Mikrophthalmie stellt eine besondere Herausforderung dar, da neben funktionellen und ästhetischen Aspekten vor allem die Entwicklung von Orbita, Lidstrukturen und Gesichtssymmetrie berücksichtigt werden muss. Ziel der Therapie ist daher nicht primär die Wiederherstellung visueller Funktion, sondern die Förderung einer möglichst normalen kraniofazialen Entwicklung.

9.1 Epidemiologie

Kongenitale Anophthalmie und Mikrophthalmie sind seltene Entwicklungsstörungen des Auges; die Prävalenz liegt bei etwa 1–3 pro 10.000 Lebendgeburten. Die Ursachen sind heterogen und umfassen genetische Veränderungen sowie exogene Umweltfaktoren. Das vollständige Fehlen oder die Unterentwicklung eines oder beider Augen kann isoliert auftreten oder Bestandteil komplexerer Fehlbildungssyndrome sein.

9.2 Klinische Präsentationen

Der Begriff kongenitale klinische Anophthalmie bezeichnet die extrem seltene „echte" kongenitale Anophthalmie mit Fehlen histologisch nachweisbarer Augenstrukturen [116]. Klinisch zeigt sich typischerweise eine ausgeprägte Unterentwicklung der periokulären Weichteile mit kollabiert wirkenden Lidstrukturen,

A. C. Rokohl et al., *Augenprothetik*, essentials,
https://doi.org/10.1007/978-3-662-72981-6_9

deutlich verkürzter Palpebralfissur und einem stark reduzierten, kontrahierten Konjunktivalsack, der initial meist nicht prothesentauglich ist [116].

In der überwiegenden Mehrzahl scheinbar anophthalmischer Fälle lassen sich allerdings mittels moderner Bildgebung rudimentäre okuläre Strukturen nachweisen [116]. Streng embryologisch wären solche Befunde als Mikrophthalmie zu klassifizieren [116]. Für die klinische Versorgung ist diese Differenzierung jedoch nicht immer praktikabel. Daher wird „klinische Anophthalmie" im klinischen Sprachgebrauch häufig pragmatisch verwendet, wenn makroskopisch innerhalb der Palpebralfissur keine Augenstrukturen erkennbar sind [116].

Am anderen Ende des Spektrums steht die nichtfunktionelle (blinde) Mikrophthalmie, bei der ein kleiner, nicht sehender Bulbus sichtbar ist[116]. Diese Konstellation ist häufig mit vergleichsweise gut angelegten Lid- und Bindehautstrukturen verbunden, insbesondere mit vorhandenen Fornices, was eine frühe prothetische Versorgung erleichtert [116].

Die beiden Begriffe markieren damit die klinischen Extrempunkte eines Kontinuums. Diese handlungsorientierte Einteilung ist für die Therapieplanung nützlich, viele Kinder zeigen jedoch Übergangsformen, die keiner Kategorie eindeutig zuzuordnen sind. Da die visuelle Funktion in den meisten Fällen nicht oder nur minimal vorhanden ist, rückt die Gesichtsentwicklung und Anatomie in den Fokus: Ein fehlendes oder reduziertes okuläres Volumen ist häufig mit Enophthalmus-ähnlichem Erscheinungsbild, kleineren Lidstrukturen, hypoplastischer Orbita und einem erhöhten Risiko späterer Gesichtsasymmetrie assoziiert [117]. Therapeutisch beginnt die Versorgung in der Regel immer prothetisch (Konformer/Prothese), je nach Schweregrad mit oder ohne zusätzliche Expansionsverfahren.

9.3 Stufenadaptierte Therapieansätze

Die größte therapeutische Herausforderung stellen schwere Verläufe dar (klinische Anophthalmie/schwere Mikrophthalmie), bei denen keine oder kaum sichtbare Augenstrukturen vorliegen und der Volumenmangel von Weichteilen und Orbitaknochen am ausgeprägtesten ist. Ziel ist die formende Expansion des periokulären Systems: Der Konjunktivalsack bzw. später der anophthalmische Socket soll so erweitert und modelliert werden, dass eine stabile Retention einer Prothese möglich wird; parallel sollen Lidstrukturen und – soweit beeinflussbar – auch das Orbitawachstum stimuliert werden, um die Gesichtssymmetrie zu verbessern.

Die Evidenz zu Behandlungseffekten ist insgesamt begrenzt (Seltenheit der Erkrankung, heterogene Endpunkte). Häufig werden Ergebnisse als subjektive Einschätzung oder als Veränderung von Palpebralfissurbreite und Orbitavolumen be-

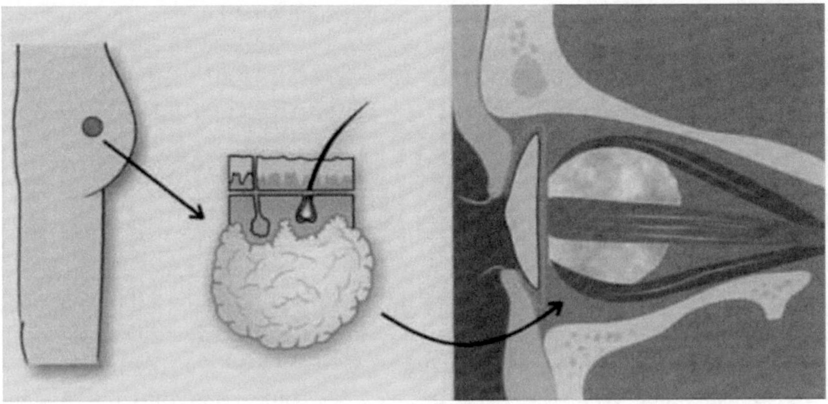

Abb. 9.1 Schematische Darstellung der Dermis-Fett-Graft-Transplantation. (Bildquelle: Hintschich C, Baldeschi L. Rehabilitation anophthalmischer Patienten. Ergebnisse einer Umfrage. Ophthalmologe. 2001 Jan;98(1):74–80. DOI10.1007/s003470170203)

richtet. Konventionell werden schrittweise größer werdende feste Konformer eingesetzt, um Konjunktivasack und Lidspalte graduell zu erweitern [118]. Der Effekt auf das knöcherne Orbitawachstum kann dabei unvollständig sein und die Expansion verläuft oft langsam [119].

Als Alternativen wurden schnellere Expansionskonzepte beschrieben, etwa maßgefertigte injizierbare Silikon-Expander [120] oder selbstinflationierende Socket-Expander [121, 122]. Auch aufblasbare Orbitaimplantate zur knöchernen Expansion wurden eingesetzt (transkonjunktival oder temporal unter Schonung des Konjunktivalsacks) [123–125]. Diese Verfahren erfordern jedoch wiederholte Inflationen, oft wiederholte Anästhesien und sind mit Komplikationen wie Deflation, Migration oder Extrusion verbunden. Zudem wurden Einzelfälle mit ausbleibendem oder sogar ungünstigem Effekt beschrieben. Insgesamt wurden solche knöchernen Expanderstrategien daher weitgehend verlassen.

Neuere selbstinflationierende Systeme (Sphären/Pellets) zeigten teils positive, teils nur moderate Effekte und bleiben ebenfalls komplikationsbehaftet (Migration/Extrusion, prothetische Anpassungsprobleme). In einer Serie war in 7 von 11 Fällen keine erfolgreiche Prothesenanpassung möglich [126–128]. Die Produktion eines relevanten Herstellers wurde 2018 nach Insolvenz jedoch eingestellt.

Eine klinisch gut tolerierte Strategie, zumindest als Brücke bis zu weiteren operativen Schritten, ist die Kombination einer frühen externen prothetischen Versorgung mit einem Dermis-Fett-Transplantat, das Fornices vertiefen und eine prothesentauglichere Anatomie schaffen kann (siehe Abb. 9.1) [129].

Im Folgenden wird die prothetische bzw. Konformertherapie als Basisversorgung beschrieben. Für klinische Praxis und Studien bietet sich eine Schweregradeinteilung in mild, moderat und schwer an [130], orientiert an relativen axialen Bulbuslängen, gemessen z. B. per B-Scan-Ultraschall.

9.3.1 Milde Mikrophthalmie

Bei axialen Längen von > 75 % der altersangepassten Norm bzw. des Partnerauges (bei reifgeborenen Neugeborenen typischerweise >14 mm) sind die Volumendifferenzen oft gering und werden vor allem subjektiv wahrgenommen [130, 131]. Das Erscheinungsbild variiert je nach zugrunde liegender Anomalie (z. B. Kolobom, persistierende fetale Gefäßversorgung, Anomalien des vorderen Augenabschnitts) von nahezu normal bis deutlich abweichend. Viele dieser Augen wachsen weiter, sodass schwere Orbitavolumendefizite künftig weniger wahrscheinlich sind.

Diese Gruppe benötigt in der Regel keine Expansivtherapie. Kosmetisch störende, blinde Augen können jedoch prothetisch versorgt werden [130]. Eine Enukleation sollte dabei zurückhaltend indiziert werden, weil das vorhandene Bulbuswachstum weiterhin als Stimulus für das Orbitawachstum wirken kann. In Einzelfällen kann Wachstum jedoch stagnieren; dann kann die prothetische Versorgung im Verlauf stärker in Richtung kosmetischer Symmetrie ausgerichtet werden.

Zunehmend wird über einen Trend zu kosmetischen Skleralschalen bei blinden oder deformierten Augen berichtet. Limitationen ergeben sich bei hoher Hornhautsensibilität mit Risiko für Erosionen und Infektionen, was Tragekomfort und Verträglichkeit beeinträchtigen kann. Bei ausgeprägter Sensibilität kann eine prothetische Versorgung durch vorbereitende chirurgische Verfahren (z. B. Gundersen-Lappen oder Schleimhauttransplantat) erleichtert werden [132, 133].

Der Trend ist auch deshalb klinisch relevant, weil sich zunehmend Patientinnen und Patienten – nicht nur kongenital – für den Bulbuserhalt und gegen Enukleation/Eviszeration entscheiden. Das ist insbesondere bei älteren und komorbiden Personen relevant, bei denen eine Allgemeinanästhesie ein höheres Risiko darstellt. Zudem wählen bis zu etwa ein Viertel der augenprothetisch zu versorgenden Personen bereits Skleralschalen [17, 111]. Studien berichten im Vergleich zu Vollprothesen häufig über besseres kosmetisches Ergebnis und bessere Motilität [17, 111]. Das geringe Gewicht kann zudem lid- und socketbezogene Langzeitbelastungen reduzieren, während okuläre Strukturen erhalten bleiben. Verträglichkeitsprobleme bleiben ein Thema; strukturierte Beratung, saubere Anpassung und standardisierte Pflegeprotokolle können die Akzeptanz jedoch deutlich verbessern [17, 111].

9.3.2 Moderate Mikrophthalmie

Bei axialen Längen von 45–75 % der altersangepassten Norm bzw. des Partnerauges (bei reifgeborenen Neugeborenen etwa 8–14 mm) ist meist eine deformierte, aber klar erkennbare Augenstruktur vorhanden. Häufig bestehen jedoch ein deutlicher periokulärer Volumenmangel und kleinere Lidstrukturen. Für diese Gruppe wird in der Regel empfohlen, innerhalb der ersten Lebensmonate mit der Expansions- und Prothesentherapie zu beginnen. Zwar kann weiteres Bulbuswachstum vorkommen, der expansive Effekt bleibt jedoch meist hinter dem des normal wachsenden Auges zurück.

Der Socket bei moderater Mikrophthalmie ist funktionell oft vergleichbar mit einer Situation nach Enukleation/Eviszeration, meist mit ausreichend Fornices für eine Prothesenanpassung. Da Hornhäute häufig klein und eher unempfindlich sind, ist eine maßgeschneiderte Anpassung sowohl für den Komfort als auch für die möglichst vollständige Volumenfüllung sinnvoll. Bei potenzieller Lichtwahrnehmung können klare Konformer statt opaker Prothesen verwendet werden [134, 135]. Die Expansion erfolgt über den regelmäßigen Austausch gegen geringfügig größere Prothesen/Konformer.

Praktisch kann eine Abdrucknahme opportunistisch im Rahmen geplanter Diagnostik unter Anästhesie (z. B. MRT im Alter von etwa drei Monaten) erfolgen; nachfolgende Versorgungsstufen können dann meist ambulant ohne Anästhesie umgesetzt werden.

9.3.3 Schwere Mikrophthalmie/klinische Anophthalmie

Schwere Mikrophthalmie bzw. klinische Anophthalmie umfasst frühe Entwicklungsstörungen ohne sichtbare Augenstruktur (siehe Abb. 9.2). Sonographisch kann ein rudimentärer Augenrest nachweisbar sein – oder keinerlei okuläres Gewebe. Klinisch präsentieren sich diese Kinder häufig mit extrem kleinen Lidern, die sich nur schwer separieren lassen.

Da in den ersten Lebenswochen erhebliche Wachstumsdynamik besteht und therapeutisch „Wachstum nachgeholt“ werden muss, sollte die Konformertherapie so früh wie möglich, idealerweise im ersten Lebensmonat, beginnen. Der initiale anophthalmische Socket ist dabei meist keine „regelhafte“ Kavität, sondern eher

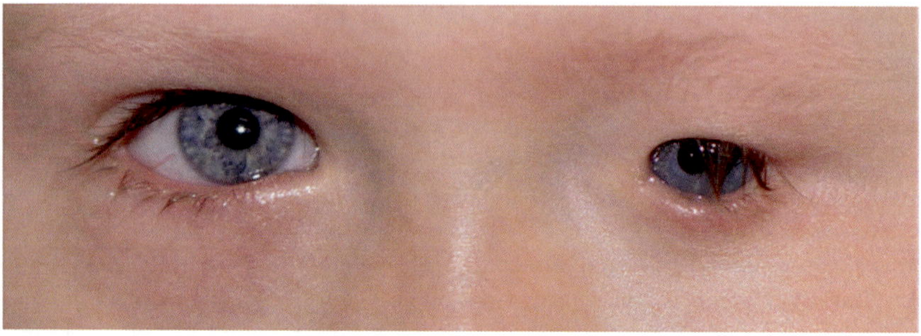

Abb. 9.2 Patientin mit kongenitalem Anophthalmus und linksseitiger Lippen-Kiefer-Gaumen-Spalte. Die Lid- und Gesichtsasymmetrie infolge des späten Behandlungsbeginns im Alter von 22 Monaten wird sich auch durch eine intensive konservative Behandlung kaum noch beheben lassen. (Bildquelle: Schittkowski MP, Weiss N. Augenprothetik beim Kind – Möglichkeiten und Herausforderungen. Ophthalmologie. 2023 Feb;120(2):139–149. DOI:10.1007/s00347-022-01794-1)

konisch und ohne entwickelte Fornices, sodass klassische Konformerformen anfangs nicht greifen.

Primäres Ziel ist zunächst die Vergrößerung der Palpebralfissur (Palpebralapertur). Dies gelingt häufig mit runden bis ovalen Konformern. Eine flügelartige Extension kann Insertion und Entfernung erleichtern und zugleich eine horizontale Dehnung der Lider unterstützen. Wenn ein Augenrest vorhanden ist, kann die Rückfläche des Konformers konkav entlastet werden, um Druck auf rudimentäre Strukturen zu vermeiden. Das Einsetzen kann häufig ambulant ohne Anästhesie erfolgen. In der Anfangsphase sind Wechselintervalle von ein bis zwei Wochen üblich, bis eine ausreichende Lidöffnung erreicht ist. Anschließend kann die Konformerform schrittweise in Richtung eines Modells verändert werden, das zusätzlich Fornixwachstum stimuliert, während das Gesamtvolumen weiter gesteigert wird. Ziel ist eine prothesentaugliche Socket-Anatomie mit stabiler Retention.

10 Komplikationen des anophthalmischen Sockets und therapeutische Optionen

Komplikationen beim Tragen einer Augenprothese sind in der Regel multifaktoriell bedingt. In der klinischen Praxis resultieren Beschwerden meist aus einem Zusammenspiel von mechanischer Reibung, Veränderungen der Prothesenoberfläche, Störungen der Tränenfilmhomöostase, Lidrandpathologien sowie – seltener – infektiösen oder immunologischen Prozessen.

Klinisch dominieren sichtbare muköse Sekretion und Krustenbildung, die in Studien bei mehr als zwei Dritteln der Prothesenträgerinnen und -träger auftreten [21–23, 63]. Zwischen Kryolithglas- und PMMA-Prothesen zeigen sich dabei in der Regel keine signifikanten Unterschiede in der Prävalenz dieser Hauptsymptome [22, 23, 63] .

Entscheidend für die Entstehung von Beschwerden sind häufig:

- Passform der Prothese
- Oberflächenqualität
- Trage- und Pflegeverhalten
- anatomische Gegebenheiten von Lidern und Socket.

10.1 Konjunktivitiden

Konjunktivitiden unterschiedlicher Genese gehören zu den wichtigsten Ursachen von Sekretion, Brennen, Juckreiz, Schmerzen und prothetischer Trageintoleranz [21, 100, 101, 103, 104, 107, 109, 136–147]. Für die Versorgung ist weniger die

A. C. Rokohl et al., *Augenprothetik*, essentials,
https://doi.org/10.1007/978-3-662-72981-6_10

Etikettierung als „Konjunktivitis“ entscheidend, sondern eine Zuordnung der meist multifaktoriellen Genese: allergisch, mechanisch/irritativ, infektiös oder gemischt.

10.1.1 Akute allergische Konjunktivitis

Eine akute allergische Reaktion auf beispielsweise eine PMMA-Prothese tritt typischerweise innerhalb von 48 h nach Einsetzen auf und ist selten [21, 139, 144]. Als Auslöser werden residuale Monomere diskutiert [21, 139, 144]. Klinisch zeigen sich Lidödem und Juckreiz, papilläres Reaktionsmuster und Chemosis [144]. Behandelt wird analog zur allergischen Konjunktivitis (topische Steroide, Mastzellstabilisatoren, ggf. NSAR). Langfristig kommen zwei Strategien infrage: Optimierung der Polymerisation (mit dem Ziel weniger Monomerreste; potenziell mit ästhetischen Trade-offs) oder Materialwechsel (z. B. Glas) [21, 137, 139, 144].

10.1.2 Riesenpapillenkonjunktivitis

Die Riesenpapillenkonjunktivitis ist häufiger und entspricht einer verzögerten immunologischen Reaktion auf Antigene/Debris; mechanische Reibung durch eine aufgeraute Oberfläche wirkt als Verstärker [21, 104, 136, 138, 140, 142, 143, 147]. Typisch sind große Papillen an der superioren Tarsalbindehaut, Juckreiz, Brennen, Schmerzen und deutlich gesteigerte muköse Sekretion [21, 104, 147]. Risikofaktoren sind lange Tragedauer einer rauen Prothese und ungünstige Hygiene bzw. häufige Manipulation [21]. Therapieschwerpunkt ist die Ursachenbehebung: PMMA repolieren, Glas ersetzen, Passform prüfen, Pflegeprotokoll korrigieren [21]. Ergänzend kommen topische Steroide, Cromoglicinsäure und NSAR infrage [21, 104, 136–138, 140, 142, 143, 147].

10.1.3 Infektiöse Konjunktivitis

Die infektiöse Konjunktivitis tritt im anophthalmischen Socket analog zum normalen Auge auf [21, 100, 103, 109, 136, 139, 148]. Die typischen bakteriellen Erreger entsprechen weitgehend denen des Normauges (u. a. Staphylococcus aureus, Haemophilus spp., Streptokokken) [21, 103, 109, 136, 139]. Therapie und Symptomatik sind grundsätzlich vergleichbar; zur Medikamentengabe muss die Prothese ggf. vorübergehend entfernt werden [21, 136, 139]. Auffällig ist, dass bei Patientinnen und Patienten mit häufiger Prothesenmanipulation vermehrt gramnegative Erreger

(z. B. E. coli) nachweisbar sind, was auf die Verschleppung atypischer Pathogene durch Handhabung und unzureichende Händehygiene hindeutet [21, 100, 103, 109]. Bei schweren oder rezidivierenden Verläufen sind Abstrich, Erregerdiagnostik und Resistenztestung sinnvoll [109].

10.1.4 Irritative „Konjunktivitis" durch Reibung, Oberfläche und Pflege

Der Großteil chronischer Sekretion ist weder klassisch allergisch noch eindeutig infektiös. In vielen Studien findet sich kein stabiler Unterschied der Flora zwischen symptomatischen und asymptomatischen Prothesenträgern; das spricht gegen „Bakterienwechsel" als Haupttreiber [100, 109]. Klinisch steht meist die Mechanik im Vordergrund: Reibung durch Ablagerungen, Mikrokratzer, Kanten, ungünstige Lidkongruenz oder eine Passform, die Toträume und Stase fördert [100, 109]. Hier ist der pragmatische Algorithmus: Passform prüfen → Oberfläche bewerten → Trage- und Pflegeverhalten korrigieren → Lidrandstatus behandeln → erst dann eskalieren. Entscheidend ist zudem: Zu häufiges Entfernen/Reinigen kann das Mikroklima destabilisieren; zu seltenes Reinigen kann bei fortgeschrittener Ablagerung wiederum Reibung erhöhen. Das Ziel ist ein individuelles Gleichgewicht [100, 101, 107, 110]. Unbehandelte chronische Reizung kann über Entzündung und Vernarbung zu Fornixverflachung/Vernarbung und prothetischer Trageunfähigkeit führen; dann sind rekonstruktive Verfahren (z. B. Schleimhaut-, Amnionmembran- oder Dermis-Fett-Transplantate) indiziert [21, 141].

10.2 Dry Anophthalmic Socket Syndrome (DASS)

Trockenheitssymptome im anophthalmischen Socket sind sehr häufig [21, 24, 106, 110, 139, 148–158]. Pathophysiologisch handelt es sich um eine Störung der Tränenfilm- und Oberflächenhomöostase mit Reibung, Entzündung und lidrandbezogenen Faktoren als zentralen Verstärkern [21, 24, 106, 110, 139, 149–158]. Mehr als die Hälfte der Prothesenträger zeigt relevante Trockenheitsbeschwerden; die Hauptkomponenten sind vermindertes Tränenvolumen und/oder Hyperevaporation [21, 110, 149].

Ein Schlüsselmechanismus ist die Meibomdrüsendysfunktion (MGD): Prothesenträger weisen deutlich höhere Raten von MGD und Drüsenverlust auf [21, 106, 139, 158]. Reibung (Konjunktiva über Prothese, Debris auf Oberfläche) führt zu Mikrotraumata; kombiniert mit veränderter Blinkdynamik entsteht chronische Lidkanten- und Bindehautentzündung mit Hyperkeratinisierung und Drüsenobstruktion [21, 24, 106, 139, 151, 158]. Dadurch destabilisiert die Lipidschicht, die Verdunstung steigt [106, 158]. Zusätzlich trägt die entzündungsinduzierte Reduktion konjunktivaler Becherzellen zur Muzinabnahme bei; das verschlechtert Benetzung und verstärkt Reibung [150–152].

Klinisch dominieren Rötung, Stechen, Juckreiz, Brennen, „sandiges" Fremdkörpergefühl und Trageunbehagen [24, 153, 156, 157]. Therapiestufen:

- Prothesenoberfläche optimieren: PMMA repolieren; Glas regelhaft ersetzen, wenn die Oberfläche hydrolytisch/ mechanisch verschlechtert ist [21, 159].
- Pflegeintervall individualisieren: zu häufige Reinigung entfernt günstige Deposits; zu seltene Reinigung erhöht Ablagerungsreibung – beides kann Trockenheit verstärken [101, 107, 110, 159].
- Lidrandhygiene: tägliche Pflege, warme Kompressen, Lidreinigung zur Reduktion von Krusten/Hyperkeratinisierung und MGD-Progression [21, 160].
- Benetzung/Entzündungsmodulation: künstliche Tränen [139], ggf. zeitlich begrenzte topische Steroide (z. B. Loteprednol) [160] oder Calcineurininhibitoren (z. B. Cyclosporin) [161] bei entzündlicher Komponente.
- Eskalation: Punktum-Plugs oder, in ausgewählten Fällen, Speicheldrüsentransplantation bei therapieresistenten Verläufen [139, 162].

Das DASS wurde als integratives Syndrom eingeführt, um Diagnostik zu standardisieren [154, 155]. Definiert wird es als Socket-Oberflächenerkrankung mit Verlust der Tränenfilmhomöostase und Socket-Discomfort, wobei Tränenfilminstabilität, Entzündung/Schädigung, lidbezogene und neurosensorische Faktoren ätiologisch beteiligt sind [154, 155]. Diagnostisch werden subjektive Symptome (z. B. OSDI $\geq$13, SANDE $\geq$13 oder DEQ-5 $\geq$ 6) plus mindestens ein objektiver Befund (u. a. Blepharitis anterior/posterior, Meibomdrüsenauffälligkeiten in der Konfokalmikroskopie, reduzierte Tränenmeniskushöhe, konjunktivale Entzündung/Staining) kombiniert [154, 155]. Ein wichtiger Befund war, dass Meibomdrüsenveränderungen und subjektive Beschwerden auch ohne klares Tränenvolumendefizit auftreten können; das spricht für die Relevanz chronischer, kumulativer Prozesse [155]. Konsequenz: DASS ist kein „Nebenthema", sondern gehört in die Standardroutine der Socket-Kontrolle.

10.3 Post-Enukleation Socket Syndrom (PESS)

Das PESS ist eine relevante Langzeitkomplikation nach Enukleation und kann auch nach Eviszeration auftreten [21–24, 45, 148, 163–168]. Klinisch stehen Lidkonturprobleme im Vordergrund (Oberlidptosis, Unterlidlaxität/Ektropium), dazu Enophthalmus, tiefer Oberlidsulcus, flacher unterer Fornix und eine nach posterior geneigte Prothesenlage (siehe Abb. 10.1) [21, 23, 45, 163, 166, 169]. Die Symptomkombination variiert; therapeutisch zählt die Befundkonstellation, nicht das Label.

Pathogenetisch ist weniger ein „Volumenverlust" als eine Volumenumverteilung in der Orbita entscheidend: kaudalanteriore Verlagerung orbitaler Gewebe inklusive Absinken des Implantats, Veränderungen der Muskel- und Lidmechanik, vertiefter oberer Fornix und daraus resultierende Ptosis [21, 23, 163, 166]. Das Gewicht einer relativ großen/schweren Prothese kann Unterlidlaxität verstärken und die Prothese weiter nach posterior kippen lassen [21, 23, 163, 166]. Ein echter Orbitavolumenverlust wurde in mehreren Arbeiten nicht als Hauptmechanismus bestätigt [166, 170, 171]. Für selten verwendete säugetierknochen-abgeleitete Hydroxyapatitimplantate wurde jedoch eine mögliche Implantatschrumpfung durch osteoklastische Aktivität beschrieben [166, 172, 173]. (Abb. 10.2) und (Abb. 10.3)

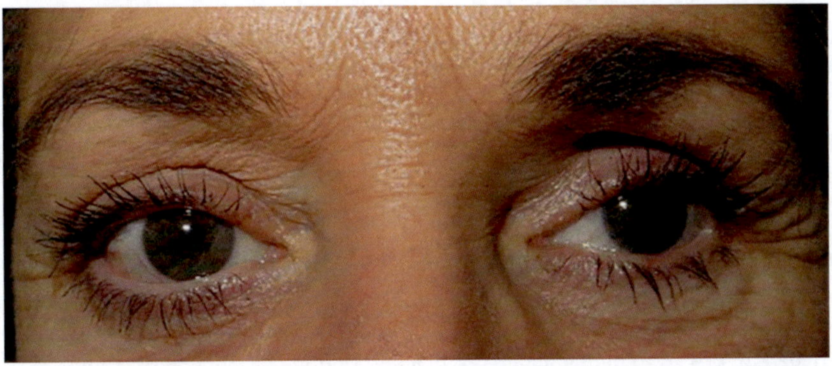

Abb. 10.1 51-jährigePatientin mit PESS auf der linken Seite. Zu den klinischen Befunden gehören eine erhebliche Volumenverschiebung mit einem tiefen Oberlidsulcus, Enophthalmus der Prothese, und Kippung der Prothese nach hinten. Daraus resultiert auf der Prothesenseite eine nach oben und links gerichtete Blickrichtung der Prothese. (Bildquelle: Rokohl AC, Kopecky A, Trester M, Wawer Matos PA, Pine KR, Heindl LM. Post-enucleation socket syndrome-a novel pathophysiological definition. Graefes Arch Clin Exp Ophthalmol. 2022 Aug;260(8):2427–2431. DOI:10.1007/s00417-022-05648-z)

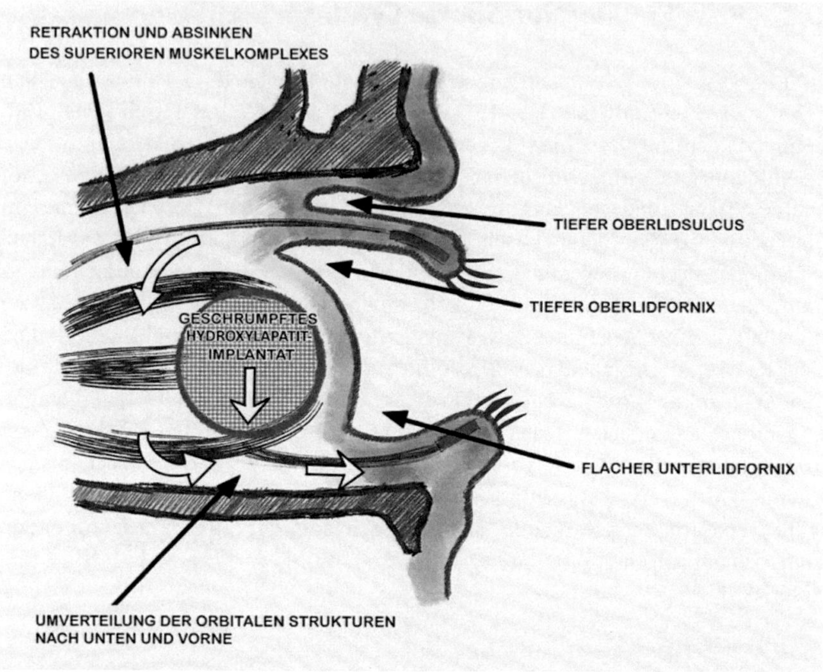

Abb. 10.2 PESS: Orbitagewebeverschiebungen von superior nach posterior und von posterior nach inferior. Schrumpfung von Hydroxylapatit-Orbitaimplantaten durch osteoklastische Aktivität. (modifiziert nach Pine KR, Sloan BH, Jacobs RJ. Anatomy and Physiology. In: Clinical Ocular Prosthetics. Springer, 2015. DOI:10.1007/978-3-319-19057-0_2; Rokohl AC, Kopecky A, Trester M, Wawer Matos PA, Pine KR, Heindl LM. Post-enucleation socket syndrome-a novel pathophysiological definition. Graefes Arch Clin Exp Ophthalmol. 2022 Aug;260(8):2427–2431. DOI:10.1007/s00417-022-05648-z)

Risikofaktoren sind u. a. zu kleines Orbitaimplantat, zu große Prothese und häufiges Reiben/Manipulieren am Unterlid [21, 45, 166]. Grundprinzip: Orbitaimplantat und Prothese sollen zusammen das verlorene Volumen möglichst vollständig ersetzen; ein adäquates Implantat erlaubt eine dünnere, leichtere Prothese und reduziert damit lidmechanische Folgeschäden, allerdings steigt mit der Implantatgröße das Extrusionsrisiko (das wiederum durch saubere Muskelfixation mitigiert werden kann) [21, 45, 46].

Therapieoptionen (befundorientiert):

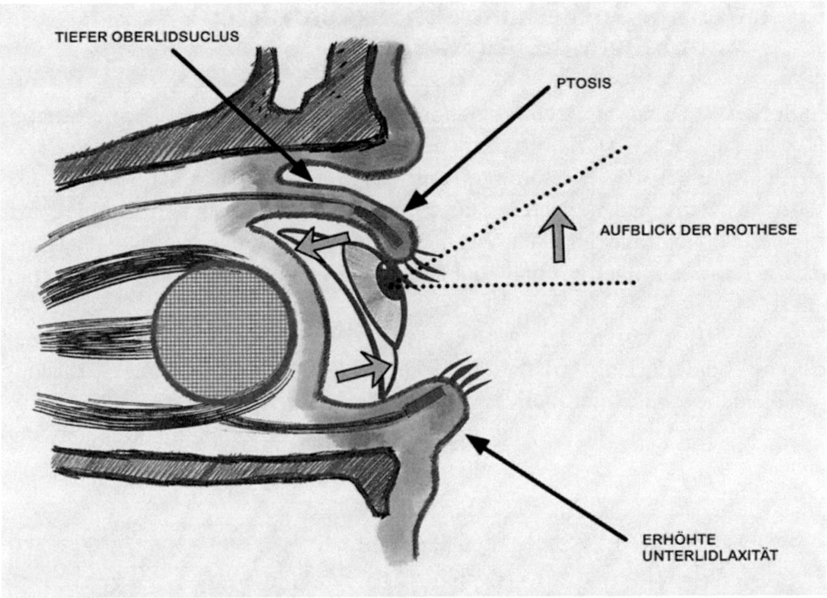

Abb. 10.3 Klinische Elemente des (PESS) und die Auswirkungen auf die Augenprothese. Die Prothese kippt nach hinten, blickt nach oben und übt Druck nach vorne auf das Unterlid aus.(modifiziert nach Pine KR, Sloan BH, Jacobs RJ. Anatomy and Physiology. In: Clinical Ocular Prosthetics. Springer, 2015. DOI:10.1007/978-3-319-19057-0_2; Rokohl AC, Kopecky A, Trester M, Wawer Matos PA, Pine KR, Heindl LM. Post-enucleation socket syndrome-a novel pathophysiological definition. Graefes Arch Clin Exp Ophthalmol. 2022 Aug;260(8):2427–2431. DOI:10.1007/s00417-022-05648-z)

- Volumen-/Positionskorrektur: Implantataustausch/sekundäre Implantation, ggf. Orbitabodenaugmentation bei Implantatsinken [163].
- Weichteilaugmentation: Dermis-Fett-Transplantat (mit Nachteil unvorhersehbarer Fettatrophie) [163, 174–176]; autologe Fettinjektion oder Filler/Materialien (Hyaluronsäure, Calciumhydroxylapatit, Hydrogel-Pellets) als weniger invasive, oft weniger dauerhafte Optionen [163, 175, 177–180].
- Lidchirurgie: Unterlid (z. B. Tarsalzungenplastik bei Ektropium) [181]; Ptosis-OP durch Levatoraponeurosenvorverlagerung oder Levatorresektion [182].
- Prothesenstrategie: „Größer machen" zur Enophthalmuskorrektur ist häufig kontraproduktiv, weil es Unterlidlaxität/Ektropium eher verschlechtert [21, 45, 181].

10.4 Narbige Socketkontraktion (Contracted Anophthalmic Socket)

Die Socket-Kontraktion ist eine funktionell und kosmetisch bedeutsame Komplikation (siehe Abb. 10.4). Betroffene berichten über Reizung, kosmetische Veränderung oder prothetische Passformprobleme durch reduzierte Fornix-Tiefe. Klassifikationen unterscheiden mehrere Stadien; wesentlich ist die Unterscheidung zwischen pseudokontraktiven Situationen (Fornixverlust durch Unterlidlaxität und große Prothesen, häufig ohne Implantat) und echter narbiger Kontraktion [183, 184].

- Frühe/„Stadium 1"-Konstellation: Fornixverlust infolge Unterlidlaxität, häufig implantatassoziiert (zu klein/fehlend) und prothesenassoziiert (zu groß/dick). Therapie primär über Lidkorrektur (Standard-Ektropiumkorrektur) und

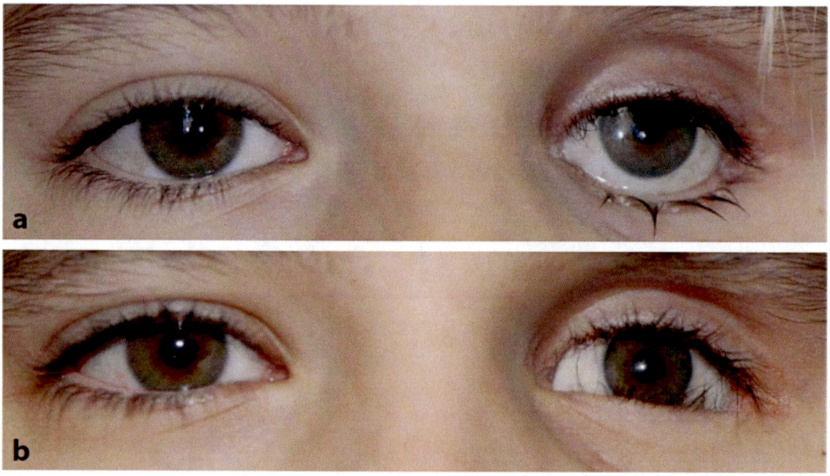

Abb. 10.4 10-jähriger Patient mit Zustand nach Enukleation und adjuvanter Strahlentherapie wegen Retinoblastom. **a** Durch radiogen bedingte Bindehautschrumpfung ist der untere Fornix nahezu aufgehoben; subtotale Protheseninsuffizienz. **b** Die Erweiterung der Prothesenhöhle mittels Mundschleimhauttransplantat ermöglicht wieder eine reguläre prothetische Versorgung. Das temporal verzogene Unterlid ist Anlass für eine weiterführende Therapie. (Bildquelle: Schittkowski MP, Weiss N. Augenprothetik beim Kind – Möglichkeiten und Herausforderungen. Ophthalmologie. 2023 Feb;120(2):139–149. DOI:10.1007/s00347-022-01794-1)

Prothesenoptimierung; Fornix kann sich dadurch bereits funktionell verbessern [185].

- Narbig-progrediente Stadien: Verkürzung der Fornices durch akute oder chronische Entzündungsreaktion mit myofibroblastärer Aktivität [186]. Trigger: Konjunktivitiden, Verätzungen, Bestrahlung, initiales Trauma, Voroperationen, Implantatexposition, chronische mechanische Reizung durch Passform/Oberfläche. Bei milden Formen steht die Beseitigung des Triggers im Vordergrund (Repolitur/Erneuerung/Passformkorrektur). Entropium kann mit Standardverfahren korrigiert werden [165].
- Moderate bis schwere Kontraktion: Konjunktivamangel erfordert Erweiterung (häufig bukkale Schleimhaut) [187]. Mitomycin wurde als adjuvante Maßnahme beschrieben und kann tiefere Fornices begünstigen [188, 189]. Weitere Optionen: Amnionmembran [190], Dermis-Fett-Transplantat, Haut-/Spalthauttransplantate [191, 192], Harter Gaumen als stützendes Transplantat [193, 194].
- Schwerste Formen/Rezidive: große Schleimhauttransplantate plus Langzeitkonformerfixation (Wochen bis Monate) sind häufig erforderlich [195, 196]. Bei erwarteter schlechter Gefäßversorgung kommen vaskularisierte Lappen (z. B. Temporalis-Muskel-Lappen oder freie mikrovaskuläre Lappen) infrage [165, 195]

Unverzichtbar ist in allen operativen Stadien ein ausreichend großer postoperativer Konformer zur Rezidivprophylaxe und Formgebung. Patientenspezifische Konformer können so gestaltet werden, dass sie Fornices stabilisieren und über Fixationsoptionen verfügen; das erfordert eine enge Abstimmung zwischen Operateur und Ocularist [195]. Wenn eine Operation nicht möglich ist oder nur eine milde Kontraktion besteht, kann eine kompressive Konformertherapie (Konformer/Prothese plus Druckverband oder personalisierte Maske) eine moderate Verbesserung erreichen [165]; in selektierten Situationen wurden auch temporäre Lidverschlüsse über Konformer beschrieben.

Interdisziplinäre Versorgung und Zukunftsperspektiven der Augenprothetik

11

Die Versorgung von Prothesenträgerinnen und -trägern war historisch stark erfahrungsgetrieben; peer-reviewte Evidenz war lange spärlich. In den letzten Jahrzehnten hat sich das verändert: Ophthalmologie, Ophthalmoplastik, Ocularistik, Optik/Optometrie und Psychologie tragen zunehmend systematisch zur Datenlage bei. Der nächste Schritt ist nicht „noch mehr subjektives Wissen“, sondern Übersetzung in Routineprozesse unter Nutzung wissenschaftlicher Evidenz: standardisierte Untersuchungsabläufe, klare Eskalationspfade und definierte Verantwortlichkeiten.

11.1 Psychosoziale Dimension als Versorgungsrealität

Psychische Belastungen sind keine Randnotiz, sondern ein Versorgungsfaktor mit direkten Effekten auf Adhärenz, Trageverhalten, Pflege, soziale Teilhabe und damit auch auf somatische Symptome (z. B. über häufige Manipulation, Vermeidungsverhalten, Schlaf, Stressregulation) [48, 49, 56, 82]. Angst- und Depressionsstörungen erscheinen unterdiagnostiziert; ein psychometrisches Screening sollte in die Regelversorgung integriert werden [49]. Das ist auch auf der Metaebene sinnvoll: Es nimmt Patientinnen und Patienten aus der „Ich muss funktionieren“-Falle, reduziert Scham und verhindert, dass psychische Symptome als „schlechte Prothese“ fehlattribuiert werden.

A. C. Rokohl et al., *Augenprothetik*, essentials,
https://doi.org/10.1007/978-3-662-72981-6_11

11.2 Schutz des Partnerauges

Die Sorge um das verbleibende Auge ist bei unilateral Versorgten ein dominantes Thema und beeinflusst Sicherheitsverhalten und Lebensführung [22, 23, 164]. Konsequenz: präventive augenärztliche Kontrollen sollten unabhängig vom Alter strukturell verankert werden [22, 23, 164]. Das ist medizinisch sinnvoll und psychologisch entlastend, weil es diffuse Angst durch planbare Kontrolllogik ersetzt.

11.3 DASS als Leitproblem der nächsten Jahre

DASS bündelt mehrere häufige Mechanismen (MGD, Reibung, Entzündung, neurosensorische Faktoren) und ist ein wesentlicher Treiber von Socket-Diskomfort [62, 154, 155]. Die Pathophysiologie ist in Teilen verstanden, aber ein vollständig evidenzbasierter Algorithmus fehlt [62, 154, 155]. Forschungsbedarf besteht v. a. in:

- longitudinalen Studien zur Rolle chronischer Mikroentzündung,
- Interaktion von Prothesenoberfläche, Ablagerungen und Lidkantenpathologie,
- standardisierten Endpunkten (Symptome, objektive Parameter, Lebensqualität),
- Therapiepfaden, die Ocularisten und Ophthalmologen verbindlich koppeln.

11.4 Digitale Fertigung und 3D-Druck

Patientenspezifische Konformer sind vielerorts bereits Routine, teils mit digitalen Workflows und 3D-Druck [195, 197–200]. Für vollständig gedruckte Augenprothesen ist die Routineetablierung noch nicht erreicht; technisch existieren aber überzeugende Ansätze (vollfarbig, texturiert, CAD-basiert) [197]. Der kritische Punkt wird weniger die reine Machbarkeit des Druckes sein als:

- Computergenerierte Prothesenform,
- Material- und Farb-Langzeitstabilität,
- Biokompatibilität und Oberflächenphysik (Benetzung, Ablagerung),

- Reproduzierbarkeit und Qualitätsstandards,
- Kosten/Nutzen in realen Versorgungssystemen.

11.5 Oberflächenoptimierung und Beschichtungen

Viele Beschwerden drehen sich letztlich um Reibung, Benetzung und Ablagerungen. Verbesserte Politur kann Symptome und Sekretion reduzieren, auch wenn die Datenlage noch begrenzt ist [114]. Zukünftig sind standardisierte Politurqualität, materialwissenschaftliche Oberflächenmodifikationen und ggf. Beschichtungen plausible Entwicklungsfelder – mit dem Ziel, das Mikromilieu im anophthalmischen Socket stabiler zu halten und DASS-/Sekretprobleme zu reduzieren.

11.6 Versorgung als Teamprozess

Die Probleme von Prothesenträgerinnen und -trägern betreffen mehrere Fachgebiete gleichzeitig [49]. Eine integrierte Versorgung sollte mindestens umfassen [201]:

- ophthalmoplastische Chirurgie (Socket-/Lid-/Implantatprobleme),
- Ophthalmologie (Oberfläche, Entzündung, Partnerauge, DASS),
- Ocularisten (Prothese, Oberfläche, Passform, Pflegeprotokolle),
- Optiker/Optometrie (bei Irisprintlinsen und Brillenanpassung),
- Psychologie/Psychotherapie (Screening, Intervention, Teilhabe),
- Hausärztliche Mitbetreuung (Komorbidität, Medikation, Schlaf, Stress, Entzündungslast).

Der Kern ist ein klarer Kommunikationsstandard: Wer sieht den Patienten wann, welche Befunde werden strukturiert erhoben, wann wird eskaliert und wer koordiniert. Andernfalls bleibt „multidisziplinär“ ein Etikett; mit Struktur wird es Versorgung.

Was Sie aus diesem *essential* mitnehmen können

- Augenprothetik ist ein interdisziplinäres Fachgebiet, das weit über die reine Anfertigung einer Prothese hinausgeht.
- Die Wahl von Material, Prothesentyp und Versorgungsstrategie muss individuell und patientenzentriert erfolgen.
- Eine gute prothetische Versorgung verbessert nicht nur das äußere Erscheinungsbild, sondern auch Lebensqualität, soziale Teilhabe und psychisches Wohlbefinden.
- Regelmäßige Nachsorge, Pflege und frühzeitiges Erkennen von Komplikationen sind entscheidend für den Langzeiterfolg.
- Die moderne Augenprothetik entwickelt sich zunehmend zu einer evidenzbasierten Disziplin mit wachsender wissenschaftlicher Bedeutung.

A. C. Rokohl et al., *Augenprothetik*, essentials,
https://doi.org/10.1007/978-3-662-72981-6

Literatur

Das Literaturverzeichnis steht als Download zur Verfügung. Sie können es über den folgenden Link aufrufen: https://doi.org/10.1007/978-3-662-72981-6_1

A. C. Rokohl et al., *Augenprothetik*, essentials,
https://doi.org/10.1007/978-3-662-72981-6

FSC
www.fsc.org
MIX
Papier | Fördert
gute Waldnutzung
FSC® C083411

Zeitfracht Medien GmbH
Ferdinand-Jühlke-Straße 7
99095 Erfurt, Deutschland
produktsicherheit@kolibri360.de